中振说本草

丙申冬 赵中振书

赵中振 著

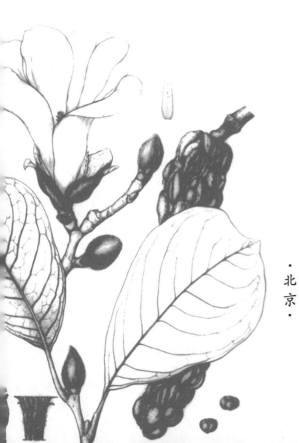

中国中医药出版社

·北京·

图书在版编目（CIP）数据

中振说本草 / 赵中振著 . —北京：中国中医药出版社，2017.7（2018.5重印）
ISBN 978 - 7 - 5132 - 4206 - 6

Ⅰ . ①中…　Ⅱ . ①赵…　Ⅲ . ①中草药—基本知识　Ⅳ . ① R282.7

中国版本图书馆 CIP 数据核字（2017）第 104687 号

中国中医药出版社出版
北京市朝阳区北三环东路 28 号易亨大厦 16 层
邮政编码　100013
传真　010 64405750
山东临沂新华印刷物流集团有限责任公司印刷
各地新华书店经销

开本 710×1000　1/16　印张 12.5　字数 185 千字
2017 年 7 月第 1 版　2018 年 5 月第 2 次印刷
书号　ISBN 978 - 7 - 5132 - 4206 - 6

定价　89.00 元
网址　www.cptcm.com

社 长 热 线　010-64405720
购 书 热 线　010-89535836
侵 权 打 假　010-64405753

微信服务号　zgzyycbs
微商城网址　https://kdt.im/LIdUGr
官 方 微 博　http://e.weibo.com/cptcm
天猫旗舰店网址　https://zgzyycbs.tmall.com

如有印装质量问题请与本社出版部联系（010 64405510）

融汇古今中外
勇于突破创新

中振博士 雅正

谢宗万题
甲戌正月

根植华夏　考订原本　身无疆界培桃李
志随神农　尝味百草　足遍全球育杏林
丙申长至前一日敬贺
中振说本草　付梓
曼石弟王家葵　拜手

郑序

两年前，中振在出版《读本草说中药》《行天下探岐黄》时，曾约我写过一篇序，油墨未干，他的新作《中振说本草》又将问世。

我和中振是莫逆之交，也是笔友，过去这些年，他经常会发送给我他在《大公报》中华医药专版发表的"读本草说中药"系列笔谈。我虽然专事本草研究 30 多年，但每次读过中振的新作，都令我耳目一新。

我和中振相交 30 年，深知他之所以能在中药领域纵横捭阖，游刃有余，是因为他有着丰富多彩的学术经历。

中振于 1982 年毕业于北京中医药大学中药学院，旋即师从中国中医科学院著名中药学家谢宗万研究员，专攻中药鉴定。谢老师的学术特色是善于将现代植物学与中国传统本草学相结合，独辟蹊径，在中药品种考订上独树一帜。中振继承其师良好的学术传统，始终注重依托传统本草学知识，并运用现代科学知识与手段进行发掘研究。

1986 年，中振又负笈东渡日本，数年后在日本东京药科大学获得药学博士学位。此后又在日本任访问学者，并担任日本星火产业汉方研究中心的主任研究员。海外求学与工作的经历，进一步打开了他的学术眼界。1999 年中振到香港浸会大学工作之后，更是独当一面，把该校的中药教学开展得有声有色。这期间中振广游世界，深入调查了解各国的传统药物学，并将其与中国本草学相比较。

经过 30 年的拼搏，中振已经成为蜚声国内外的著名学者，不断在

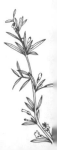

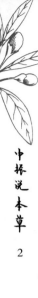

学术上取得丰硕成果。其间如蜂酿蜜之艰辛勤苦，只有我等师兄弟才能略知一二。

在日常生活中，中振又始终是极普通的一位北京"大男孩"。30 年来，我们曾在北京同山学道，也曾相逢在日本、德国、韩国等地。但无论到哪里，他平时都身穿休闲运动服，脚蹬运动鞋，好像随时准备爬山采药。

中振是一个充满活力，不断挑战新领域的人。一步一个足印，在实现着他自己所说的"要用自己的双脚丈量地球，用自己的眼睛观察世界，用自己的头脑思索问题，用自己的笔墨记录人生"的目标，如今他又通过自己的声音，来向世界传播中医药。

中振将自己在学术上研究的成果与感悟，揉进他多年走南闯北所得到的丰富知识当中，通过多媒体的手段，得以立体再现。《中振说本草》，科学性、知识性强，娓娓道来，引人入胜！其内容广涉古今中外，从文献考据到实地考察，信息量之大，非常人所及。每一集结尾寥寥数语，画龙点睛，妥贴准确地提炼全集之精粹。中振不忘师恩，将恩师之学薪火相传。他讲座的内容中，一以贯之的是对导师谢老无限的崇敬之心，是矢志不渝继承导师未竟事业的使命感。

有志者事竟成，《中振说本草》20 集系列讲座播出后，好评如潮。现今已形成独具风格的中振品牌。此 20 集讲座，中振始终是意气风发，挥洒自如，令我深深佩服中振的毅力、干劲与坚实的本草内功！

值《中振说本草》讲稿付梓之际，欣然提笔，是为序。

中国中医科学院医史文献研究所原所长　郑金生

2016 年 12 月于北京

张序

———

中振教授，名为"中振"，有振兴中医药之责任及功勋，发挥振兴中医药之智慧潜能。他努力耕耘，结交热爱中医药的师友，步李时珍采药著书的步伐，跑遍全国及世界，记录各类本草书籍及药用植物。他的著作中有学术巨制如《当代药用植物典》等，也有深入浅出的《百方图解》《百药图解》等本草百家科普系列，广泛推广认识中医药。他又用使不尽之精力及不断迸发出的火花，发动纪念李时珍的学术活动，甚为敬佩。

他本科毕业于北京中医药大学，研究生就读于中国中医科学院，之后留学日本，获得药学博士学位，继而在日本药学界工作。在那里，他发起成立"在日中国科学技术者联盟——医学与药学协会"，组织在日医药学子编著《日本传统医药学现状与趋势》一书，讲述中医药在日本发展情况。

1998年他以"架桥务实"为宗旨，加强医药学术交流为目标，带着满腔热忱前来台湾，我们有缘相识在台湾中国医药大学，一见如故。1999年他转往香港浸会大学中医药学院授课，又在香港首先开创中药学系培育优秀中药人才。这几年我除借参与浸会大学的活动之机，和他见面切磋之外，平日也多与他书信、电邮、微信交流。2003年他通过考试获得香港注册中医师，成为中药与中医相结合的人才，继而在香港与国际组织参与药典及中药标准的制定并担当重要职务。

他读万卷书，行万里路，平日专精研究，在科学方面不断有新的建树与突破，著作等身。他是中医药文化传播的使者，在忙碌的工作之余，不忘笔耕，进行中医药科普教育，为中医药扎根结实而努力。中振教授有着深厚的中国文化底蕴，他将多年所学、世界各地所见所闻之丰富经验与知识进行整理，并与世人分享。他的著作，向来以内容活泼、图文并茂而著称，深受专业人士与市民所喜爱，故广为传播。

他与时俱进，联合学界大师组织同道成立"本草读书会"，建立本草微信群，以推动医药学术的交流。以致大家称他为"现代李时珍"。

20 集系列讲座《中振说本草》，透过屏幕，讲医药、论文化、说历史、话民俗、谈人生、论教育。使原本让人觉得枯燥乏味的本草知识，得以流畅自然、妙趣横生的解读，深受海内外华人的喜爱，现已经传播到美国华语电视台。李时珍写完《本草纲目》艰难奔波十年才得付梓，由儿子进呈，获九个字"书留览，礼部知道，钦此"，而《中振说本草》海量知识信息数月便传遍神州内外。

感谢中振教授为我们贡献如此高质量的本草精品，也为中振教授的坚韧坚持精神和取得的巨大学术成就而倍感骄傲。

系列讲座，显现出他对中医药的热爱，更有他纵贯古今、融汇中西的真知灼见。资料丰富，博大精深，实值得精品细读。今中振教授将讲座内容再以文字整理推出，恰好满足观众读者的需求。

盼新书早日问世，以飨读者。

台湾中国医药大学原副校长　张永贤

2016 年冬至于台中

徐序

　　我与中振教授都曾在日本留过学，不过我们相识却是在香港。但在此之前对他早有耳闻，中振教授曾任"在日中国人科技联盟医药协会"首任会长，当时就是非常活跃的一位学者。

　　1999 年中振教授来港工作后，我们成为很好的学术搭档。2001 ～ 2010 年，我在赛马会中药研究院担任副总裁，负责统筹和管理香港中药相关科研项目。我们研究院与赵教授一起合作的第一个项目，就是《当代药用植物典》的编著，这也是首次由香港政府出资支持大学的杰出学者出书。经过赵教授及其团队几年来坚持不懈的努力，《当代药用植物典》不仅高质量如期出版，还于 2010 年获得"第二届中国出版政府奖图书奖"，这是中国出版界的最高奖项。此书后续又出版了英文版，并被翻译为韩文。该书目前已经成为国内外中医药领域一本有很高学习和参考价值的工具书。这也证明了赵教授的专业实力。

　　多年来与赵教授的相处，从他身上我看到了一种极强的坚持、认真、敬业的工作态度，以及将专业工作做到极致的精神。我们常交心畅谈，交流心得。我尤为欣赏中振教授遵循的做事四项基本原则："做社会需要的，做自己想做的，做自己能做的，做别人做不了的。"

　　30 年来，中振教授秉承这种执着的工作精神，乐观的生活态度，展现了其真实与尊严的自我。他非常忘我地热爱着自己的工作，每日徜徉在中医药王国，乐此不疲。他笑言：别人看我们生药专业是跋山涉

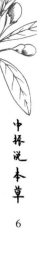

水，其实在我看来就是游山玩水。这正所谓：知之不如善之，善之不如乐之。

我与中振教授在一同登山、一同到海外考察或参加国际学术会议过程中都深刻地感受到，在全球化的时代，需要加强国际间的交流与合作，在推动中国传统药物走出国门的同时，也应将其他国家传统药物的宝贵经验引入中国，真正实现文化资源与自然资源全球共享。为此，中振教授为了推动中医药国际化，也身体力行，不辞辛劳。他先后深入30多个国家考察传统医药的自然资源与文化资源。

中振教授勤奋好学，知识渊博，口才与表达能力都极佳，故而，我和周边一些同道就时常鼓励他，希望他作为我们中医药界的代言人，将中医药推上屏幕。中振教授果然不负众望，《中振说本草》上线后，好评如潮。不断在不同的群组被转发与回帖！

我因平时工作较忙，起先只是断断续续地看了其中几集。上周末，我静下来完整观看学习了《中振说本草》20集，这是我近几年来少有的长时间全神贯注，一个人一整天坐在那里，一字不漏地看完20集关于中药的"连续剧"。有些特别有趣和有用的内容还反复看了几遍。

看后不禁拍手叫绝，实乃一流的水平！

流畅、自然、专业、新颖、生动、易懂、趣味、创意、好听、好看！整个视频内容丰富精炼，表现手法突破创新，图文声像，古今中外，有根有据，有声有色，生动丰富。通过观看全套视频，可以比较系统和完整地了解中药种植、栽培、加工、炮制、生产等不同环节以及中药鉴定的方法和内容。值得专业内外人士学习参考！

本草一门，源远流长，内容集巨，奥义深邃。入门虽易，精通者难，精通而又运用自如者诚麟角矣。仁兄者几人！中振教授说本草，胸怀万卷书，行万里路之余，更要实地考察，严加考证，仔细辨识，此举在这样一个浮躁的年代实属不易。

当今，中医药逐渐盛行，但是，面对市场上出现的一些中草药的混淆品、伪品导致的医疗伤害，实在令人非常痛心。中振教授此举恰是迎合了当下之需，用妙趣横生的语言说本草，融合自己在世界各地的经历，为草药添上故事性，让广大百姓都能懂得一些草药知识，可以正确认识和使用中药。

我为好友中振教授点赞，中振不愧为中医药文化传播的民间大使！

上海中医药大学中药学院院长　徐宏喜

2016 年 12 月于上海

徐序

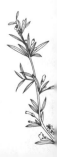

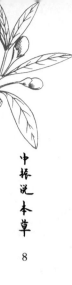

写在《中振说本草》播出之后

　　《中振说本草》20集系列讲座，播出至今告一段落。"大战过后"，本应好好睡上一觉，但躺在床上，我心情久久不能平复，加之刚从美国回来倒时差，辗转反侧，节目制作过程中的一幕幕情景在眼前浮过。

　　2015年8月下旬，我正在云南野外考察时，收到大健康传媒（GHT，Great Health Talk）龚漪总编的一条短信，她建议我们合作开拓一档"中医药专家脱口秀"的节目。

　　说起来，这些年来从中央到地方，从电视到网络，健康、养生的讲座多如牛毛，良莠难辨；计算机或手机中被植入的广告令人眼花缭乱，所传达的信息更是令人无所适从。我们没有时间对不靠谱儿的信息求全责备，身为中医药人站出来提供专业、权威的信息应是一种责任与义务。

　　我二话没说就答应了，也可以说是一种"无知无畏"的冲动吧。讲些什么好呢？就在云南颠簸的山路上，在美仑美奂的泸沽湖畔，我脑海里涌出了20个题目。

　　8月底回到香港，9月初便仓促上阵。摄影地点，就选在了我平日授课的教室。面对的听众是香港浸会大学中医药学院中医与中药两个专业二年级的学生。身后临时搭建的黑色布幕依稀可见，没能遮盖住的教室痕迹。

　　节目播出后，老朋友上海中医药大学的徐宏喜教授曾打电话问我：

"老赵怎么 20 讲都穿一套西装，打一条领带呀？"我笑答："家里底子薄，只有这一套行头哇。"其实，拍摄这套节目前后就用了 2015 年 9 月 5 日和 12 日两个连续的星期六，也算得上一气呵成吧。

拍摄中，还出现一段小插曲。细心的朋友会可能会观察到，后 10 集的讲座中，我的右腮有些肿，好似口中含着什么在讲话。说来那天就在我上场前，十年前补的一颗假牙套临阵脱逃了。讲课时，走风漏气，小风吹到牙根神经酸痛钻心，那种感觉终身难忘。录像一结束，我急忙搭上出租车，直奔牙科急诊室。

言归正传，为什么要以"本草"为主题呢？这还得从几年前说起。

《本草纲目》是我国古代医药史上一部内容最丰富的药物学巨著，在 2011 年被列入了世界记忆名录，《本草纲目》对世界的影响是广泛的、深远的，其成就至今令海内外有识之士惊叹与瞻仰。

李时珍是中国古代最伟大的医药学家之一，也是可以代表中国古代科技与文化成就的世界级科学家。其肖像与 60 位世界级顶尖科学家一起在莫斯科大学供世人膜拜。

本草是中国传统药物学的代名词，其中有道不完的故事。中医药集健康、科学、文化于一身。以李时珍及其著作《本草纲目》为引子，讲医药、论文化、说历史、咏山河、谈民俗、话人生，有助于对中医药文化进行一次纵深和缜密的梳理。

我们有幸生活在多媒体的时代，充分利用现代手段，从新的视角观察、解读、发现《本草纲目》，进而立体展现《本草纲目》这部科学史诗，与海内外民众分享这部实用宝典，力求重新打造一部中医药科学普及的佳作。

2018 年，时逢李时珍诞辰 500 周年，这是一个值得纪念的伟大日子。

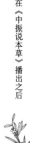

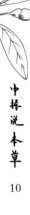

有鉴于此，2011 年，我在香港发起成立了《本草读书会》，并在《大公报》上连续五年每月撰写一个专版，即《读本草说中药》和《行天下探岐黄》。其后又与健康卫视合作拍摄了《从艾说起》的本草专题纪实片，以上活动，都引起了很好的社会反响。

2014 年 4 月 26 日，我们还在香港启动了本草文化工程，来自两岸四地的专家学者，共聚香江，共襄善举。

工作的进程中，我也深切感到，对本草文化这样的大工程来说，仅凭一己之力，尚难堪此重任。要做大做好，需联合更多有识之士的参与，唤起全社会的关注。

这里我要特别讲到浸会大学中医药学院的吕爱平院长，我们曾经一起多次交流、反复探讨，共同起草了一份建议书，并得到相关领导的批示："这是一项文化大事、国家大事、外交大事，应当抓好。"

2016 年 11 月 25 日，我在北京出席了中医药文化大型纪录片《大道本草》开机仪式的新闻发布会，香港浸会大学中医药学院与太湖世界文化论坛、中国中医科学院中医临床基础医学研究所、金辉影业及美国 Discovery 传播股份有限公司合作，将由美国探索与发现频道（Discovery）承接制作该系列纪录片。今次是 Discovery 首次摄制并播出以中医药文化为主题的大型纪录片，将于 2018 年以多种语言版本在全球 220 多个国家和地区播出，以纪念李时珍诞辰 500 周年。

讲座虽说是一气呵成，就好似一栋大楼完成了主体结构，而真正的内装修，还远远没有搞完。在此我还要感谢编导浣一平，他是一个悟性很高的年轻人。在后期制作时，经过他的精雕细琢，把《中振说本草》演绎活了。还要特别感谢我三位得力的助手：周梦佳、黄冉与刘靖。

在讲座系列的采访制作中，得到海内外众多本草学研究大家的指导支持：马继兴、王孝涛、陈可冀、肖培根、刘山永、郑金生、严仲铠、邹家林、张志斌、王家葵、王德群、王一涛、梅全喜、李民、曹晖、郭平、戴昭宇等等各自星驰俊彩，而来自德国的文树德、日本的真柳诚、美国的 Roy Upton、Eric Brand，来自俄罗斯的丘比洛夫、基里尔，来自中国台湾的张永贤、张贤哲、张永勋等等，人人熠熠生辉。

这里要特别感谢本草读书会的各位朋友，我们以此为核心组建了海内外 500 人微信群。大家每日交流学术，激发出不少的火花、灵感。在视频在线播放的四个月中，点击观看节目的人次已达千万，不断有专家朋友的互动，使得节目日趋完善。

借此机会，也向各位朋友汇报一下，上个星期，在美国加州硅谷，我和美国硅谷橡子园的创建人之一、华裔科学家王大成博士共同对话，一口气录制了五集节目。2017 年开始，《中振说本草》将在美国播放，配以英语字幕的节目也即将完成。

《中振说本草》系列视频，仅仅是一个初步尝试。中医药文化的海内外普及刚刚开始。

再次感谢各位朋友的关注、指导、鞭策、揄扬。

最后，谨以此言自勉：

根植华夏身无疆界培桃李，

志随神农足遍全球育杏林。

赵中振

2016 年 12 月 17 日星期六

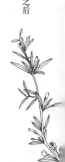

目录

序

前言

1 / 第一讲 / 时珍之像

11 / 第二讲 / 名曰纲目

21 / 第三讲 / 何为本草

31 / 第四讲 / 何为中药

39 / 第五讲 / 复方玄奥

47 / 第六讲 / 中药成药

55 / 第七讲 / 中药鉴定

63 / 第八讲 / 名贵药材

71 / 第九讲 / 分类命名

79 / 第十讲 / 道地药材

87 / 第十一讲 / 中药栽培

97 / 第十二讲 / 民间草药

105 / 第十三讲 / 中医食疗

113 / 第十四讲 / 融汇民俗

123 / 第十五讲 / 中药炮制

131 / 第十六讲 / 用药安全

141 / 第十七讲 / 香料之路

147 / 第十八讲 / 外来中药

155 / 第十九讲 / 域外岐黄

167 / 第二十讲 / 本草之歌

177 / 后记　本草颂

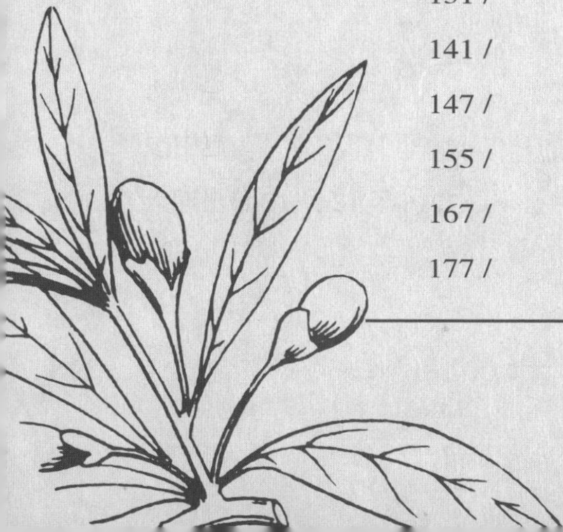

中振说本草

第一讲
时珍之像

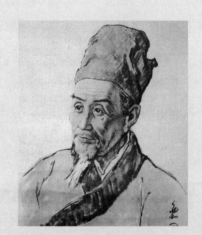

李时珍像　蒋兆和绘

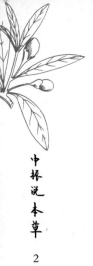

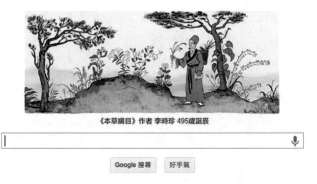

google 将李时珍像作为首页

传世时珍像

谈到《本草纲目》，让我们先从李时珍像谈起吧。2013 年 7 月 3 日那天，国际网站 (Google) 上出现了一个画面，这个画面是什么呢？纪念李时珍诞辰 495 年。画面注销的当天，我接到了很多电邮和电话前来询问："赵博士这个画面是不是你放上去的？"那天我也回复了电邮，"严正"声明这不是我放的。但我也感到很兴奋：现在关注李时珍的人不仅是中国人和研究中医药的人，还有世界各界人士——李时珍是一个世界关注的人物！ 2011 年，我们国家有两本医药著作被列入了世界记忆名录里：一个是《黄帝内经》，一个就是《本草纲目》。这是中国人的骄傲、中医药的骄傲。

世界记忆名录是什么呢？

联合国教科文组织在 1992 年发起"世界记忆"计划，设立世界记忆名录 (Memory of the World Register)，旨在保存人类记录的文件档案遗产。所记录档案收藏包括英国大宪章、法国人权和公民权宣言原版（1789 ~ 1791 年）、德国柏林墙的兴建与倒塌及 1990 年《最终解决德国问题条约》、联合国日内瓦办事处 1919 ~ 1946 年国际联盟档案、伊朗列王传等等。中国被列入的项目有：传统音乐音响档案、清代内阁秘本档、纳西族东巴古籍、清代金榜、海外华侨侨批及银信通讯记录、元朝西藏记录、清代样式雷图文件、《本草纲目》《黄帝内经》、南京大屠杀档案。

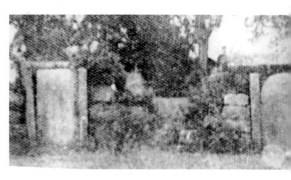

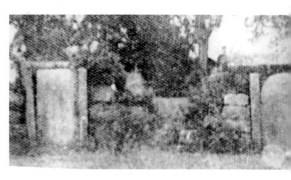

未修缮的李时珍墓

湖北省蕲春县文化局公函

　　时间倒推到五六十年前，那时李时珍并没有被这么多人重视。我查阅过历史资料，找到了李时珍故乡湖北省蕲春县文化局的官方资料，文件中呼吁当地的政府、中国医药界的名人、世界的名人重视李时珍。在当时李时珍的墓和当地其他百姓的墓一样，没有什么规模，没有人关注，没有人祭拜，荒草丛生，李时珍静静地在那里躺了四百多年。上图是李时珍墓当年还没有被修复过的样子，并非现在所见的陵园。

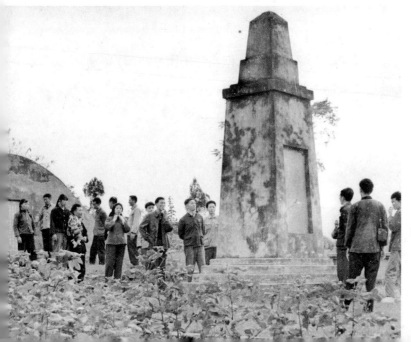

李时珍墓前纪念碑塔
（1956年建）

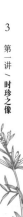

蕲州和蕲春

李时珍故乡湖北蕲春，位于湖北东垂，大别山南麓，长江中游北岸。明朝前期，蕲春一带州县编制为蕲州府，后又为黄州府管辖，清初蕲州领县，民国时复蕲春县，新中国成立后蕲春县及其下辖的蕲州镇还一直存在。别看蕲春现今地方不大，但自古出产名药材。蕲春所产道地药材包括蕲艾、蕲蛇、蕲竹、蕲龟，名为蕲春四宝。

谈及对于李时珍的研究和关注，要从 20 世纪 50 年代，当时被我们称作老大哥的前苏联（1922 ～ 1991 年间以俄罗斯为主体的国家）说起。莫斯科大学是苏联时期的著名学府，现在也是世界的著名学府。莫大建在一座山上，原来叫列宁山，现在叫麻雀山，建筑非常宏伟，山是一座大学，大学是一座山，大学主楼里能容纳几万人。这栋大楼之所以在中国出名，是因为前国家领导人毛泽东主席曾经在这里发表过一篇著名的讲演，也就是大家耳熟能详的"你们青年人朝气蓬勃，正在兴旺的时期，好像早上八九点钟的太阳"。大楼在建造之前，瑞士日内瓦开过一个世界科学理事会，会议评选出了 60 位世界级的科学家，中国有两位科学家入选了——一位是李时珍，另一位是祖冲之。苏联方面计划在莫大这栋即将落成的大楼里塑造并陈列这 60 位世界级科学家的肖像，于是询问中国能不能提供一个李时珍像的原型，但当时中国是找不出一幅李时珍的肖像的，最后只能求助一些文字数据。

造像初始真

关于李时珍相貌表述的文字是谁留下的呢？明代的大文豪王世贞，

也就是给《本草纲目》作序的那个人。王世贞是史上可考、确实见过李时珍的人，但是，也仅仅留下了十四个字而已。写到李时珍："晬然貌也，癯然身也，津津然谈议也。[①]"用我们

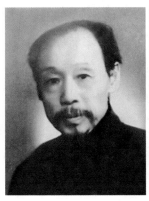
萧龙友像

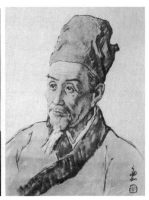
李时珍像——蒋兆和绘

现在的话讲，李时珍看上去，气宇轩昂，清瘦颀秀，是一个很清瘦的老人，而且谈起话来有滋有味。为了给李时珍画像，时任中国科学院院长的郭沫若先生把这些资料交给了当代著名画家蒋兆和先生。蒋兆和先生画人物特别好，而且中国很多名人的肖像画都是他画的。大家都知道画画首先要有个模特，光凭这几个字太抽象了。蒋兆和先生最终选定了一个模特，这个模特不是别人，正是他的岳父、老泰山，北京四大名医之一萧龙友先生。萧先生长得也是这样一个清瘦老人的样子，眼睛炯炯有神。随后蒋先生就根据萧龙友的形象及王世贞的那句话创作了李时珍像。

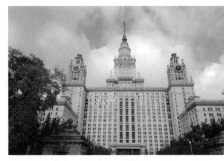
莫斯科大学

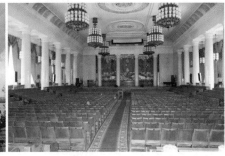
毛主席曾经发表演讲的礼堂

① 晬然：润泽的样子。癯然：清瘦矍铄的样子。津津然：有味道、令人喜爱的样子。

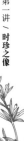

这个画像一经公布，史学界、学术界都公认
这就是我们心目当中的李时珍。之后再创作
的李时珍形象，无论纪念邮票也好，还是由
著名演员赵丹饰演的李时珍，都是以萧龙友
所绘为原型创作的。

今天在这里我也请来了一幅雕像。这是
台湾雕塑大师林今渊先生用牛樟木雕的李时
珍像。我们可以看到这个像惟妙惟肖，神态
谦善，和蔼可亲。用的材料也特别好，色泽
上远看就像座泥塑一样，但实际上是用一棵
三百多年的老树雕的。它是以蒋兆和先生所作画像为原型创作的，同时也
是这位台湾艺术家心目当中的李时珍形象。

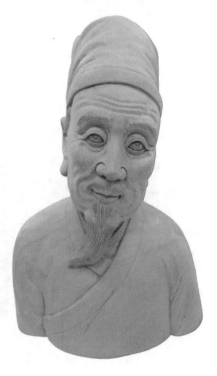

李時珍木雕像　林金淵雕

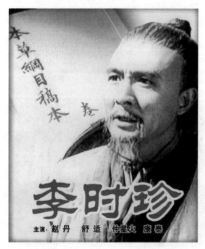

赵丹饰演的李时珍

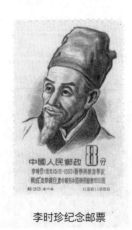

李时珍纪念邮票

国内没有留下李时珍的像。《本草纲目》流传到日本，日本人很推崇这本书，除重新刻印外，也出了李时珍的像。但是日本人心目当中的李时珍可能无法代表我们心目当中的李时珍。右图为1686年日本《医仙图赞》中的李时珍像，图中李时珍穿着官服、手执笏板。李时珍没有做官，为什么出现穿官服的照片呢？源自《本草纲目》落款写的李时珍是文林郎、四川蓬溪知县，日本人就是根据这句话画的。另外，上面写"李东璧"，在古代直接称呼李时珍是大不敬的。李时珍，字东璧，时珍这个名字只能他自己、父母、君王叫，我们只能称他的字，日本这个称呼是对的。

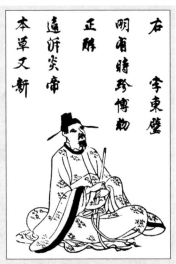

《医仙图赞》李時珍像

其名越重洋

我们再回到俄罗斯，来到莫斯科大学，莫大是当时很多中国人心目中最憧憬的一个地方。当国内听说李时珍像在那里边落成了之后，人们十分好奇。但究竟这个像是怎样的，却很少有人知道，只知道新华社发了一条关于那里有李时珍像的简单消息。随着中苏关系变化等历史原因，很少有中国的学者前去莫斯科，特别是医药界的学者。而且关于莫大李时珍像究竟是什么样的，几乎没有准确的报道，传言更是莫衷一是。有的说是大理石的，有的说是青铜的，有的说是坐着的，有的说是站着的。究竟是什么样的形态？为了解开心中的谜团，我很想实地考察，一探究竟。

直到 2014 年，我们经过几个月的交涉得到了莫斯科大学副校长的特许，终于成行。莫斯科大学的大礼堂要进去很不容易，得经过层层的保安。李时珍像所处的大礼堂外的过廊，

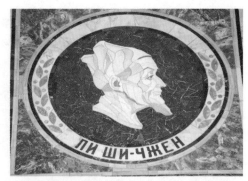

用 105 块彩色石块组成的李时珍马赛克肖像

更是很少开放，平常根本就不开灯，李克强总理访问俄罗斯的时候开过一次。那天好不容易找到那儿的老保安，结果因为长期不开灯，老先生竟把密码忘了，磨蹭了差不多半个小时都没打开，后来找到他老伴相助，终于找到了密码，打开了富丽堂皇的吊灯。当把灯打开以后，我们终于看清楚了，端坐在走廊两端的有谁呢？有俄罗斯著名的科学家门捷列夫，就是发明元素周期表的那一位，对面端坐的是空气动力学家茹科夫斯基。而李时珍的像在哪儿呢？在上方天花板下的饰廊上，共有两个饰廊，一圈是 30 位，一共 60 位。李时珍的像放在饰廊上并不是说李时珍不够伟大，我们只要看一下和李时珍并列的科学家就知道了，哥白尼、牛顿、居里夫人、达尔文、开普勒、巴甫洛夫、阿维森纳，一个个都是如雷贯耳的科学巨匠。所以李时珍的像能放在这里，足以显示他身为伟大科学家的地位，

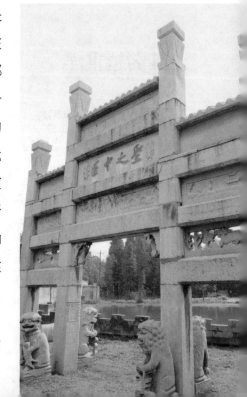

李时珍墓园"医中之圣"的牌坊

是我们中国人的骄傲。另外，李时珍的像是什么材质的呢？它不是铜的，也不是大理石的，而是用 105 块彩色石块组成的马赛克式肖像，是欧式的表现形式。到这里，我心中的谜团终于解开了。

1953 年李时珍像在莫斯科大学落成了，随后 1954 年举办了一个以李时珍为主题的展览。这里引用当时的几条报道，看看李时珍像对整个中国科学界的震动和影响。"学习苏联的先进医史研究方法，加强我们的任务"，"发扬爱国主义精神，重视祖国优良文化的实质与精神"，"我们要认识祖国先贤的伟大业绩，提高民族的自信心"，"李时珍的光辉永远照耀着国际科学界"。可见这个事件对中国的影响实在不小。

李时珍当之无愧是世界级的科学家。英国著名的生物学家达尔文称李时珍的《本草纲目》是中国古代的百科全书。什么是百科全书？引用给李时珍写序的那位明代大文豪王世贞的话来说：不能简单地把它当作一本医书来看，它是"性理之精微，格物之通典；帝王之秘箓，臣民之重宝也"。郭沫若代表中国政府对李时珍的评价是："医中之圣、科学之光"。如今再到蕲春，到李时珍的故乡，重修的李时珍陵园非常漂亮，来访参观学习的人络绎不绝。李时珍陵园的牌坊两面，一面写着"医中之圣"，另外一面写着"科学之光"。而这八个字作为对李时珍一生的概括丝毫也不过分。

我们要感谢蒋兆和先生，正是他，创绘了形神兼备的李时珍肖像。我们同时要感谢莫斯科大学主楼的设计者，把李时珍像与世界的几十位科学家比肩而列，唤起了世人对李时珍的关注与敬仰，推动了李时珍学习与研究的热潮。

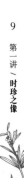

　　李时珍的事业是伟大的，他以超人的毅力，几十年干了一件常人干不了的大事，完成了190万字的巨著《本草纲目》。"数行墨定千秋迹，万卷书成一寸心"。李时珍的精神永远激励着后世的医药工作者。

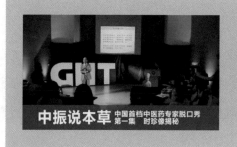

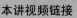

本讲视频链接　　本讲音频链接

第二讲 名曰纲目

中振说本草

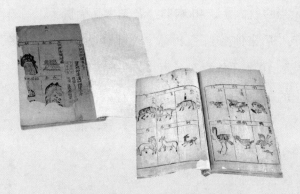

《本草纲目》金陵本（中国中医科学院藏书）

提到《本草纲目》，先把时间带到四十多年前，也就是 1978 年，我的大学时代。我是"文革"以后第一批上大学的，内地十年没有学可上，我们那批大学生进了大学校门以后心情真是如饥似渴。这么多年荒废了学业，没有书读，突然一下子能够读书了。可中国这么多书应该从哪些书开始读呢？

我们四处求师，请教到上海的一位文史学家，蔡尚思教授。他是上海复旦大学的副校长，活到了 104 岁。老先生学富五车，大笔一挥开出了一份书单，一共有 40 本，是他认为中国人应当了解、应当读的书。学生们一听脑袋当时就大了，40 本书？老先生高抬贵手，书单里的书目可不可以少一点？后来他减到了 20 本。学生说 20 本还是太多，再减一点。老先生说减到 10 本不能再少，再少就干脆不要读书了。

老先生列出的 10 本书是哪些呢？历史书：《史记》《左传》；哲学书：《老子》《论语》；文学书，《诗经》《楚辞》等；而科学的书只有一部，就是《本草纲目》。

竭虑著盛典

《本草纲目》是一部什么书？王世贞曾经给过这样的评价："性理之精微，格物之通典；帝王之秘籙，臣民之重宝也。"这样讲起来好像有点抽象，先让我带领大家回顾一下李时珍的生平事迹。李时珍的一生，

76年，概括成一个年表，他走过了三段。我们在概括他人的一生时，通常会用"读万卷书，行万里路"来描述其见多识广，到李时珍还得加上一个"留万世言"第一阶段，李时珍年少时像古代普通读书人一样为了谋功名去考科举，可惜乡试三次不中。但他从小一直爱好自然科学，仕途之路不通后，就跟着他的父亲李言闻，也是湖北著名的医生，去学医了。李时珍从医以后一边四处行医一边采药，就在这期间李时珍完成了《本草纲目》，这是第二阶段。在他人生的第三阶段，61岁以后，虽然写完了《本草纲目》，却要为了这本书的出版而四处奔走。前两个阶段读书对他来说不是什么痛苦的经历，他自己也说，读书"长耽典籍"，沉醉在古书当中，"如啖蔗饴"，好像吃蜜糖一样，而最艰苦的一件事是李时珍完成书以后四处求人，要让这本书得到世人的承认，去出版。苦苦的期盼、屡屡的失望、苦苦的煎熬，是对李时珍更大的挑战。

千里寻方药

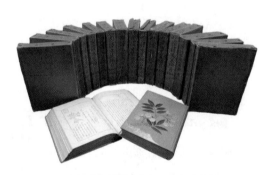

日文版《本草纲目》(1933年出版)

李时珍和一般的著书编书人不一样在哪儿？他在编书、著书的时候会亲身实践。有幅图大家很多人看到过，李时珍的采药图。他在找一个药，曼陀罗。曼陀罗，还有一个名字叫洋金花。曼陀罗是个什么样的药呢？华佗的麻沸散方子里就有它，《水浒传》中的蒙汗药也有它。李时珍为了验证这个药的药效，他还亲自尝了，服后真有那种神魂颠倒的感觉。他在《本草纲目》中记录

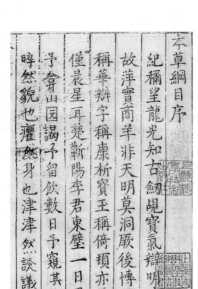

上海图书馆藏金陵本

下了自己的经历："看着旁边的人哭我就想哭，别人笑我就想笑。"

经过多年的努力，李时珍终于把书完成了。后来不但有了中文的版本，还有了外文的版本。我们想象一下 500 年前明代的古书是什么样子的，我这里也有一本明代的古书，保存至今是非常不易的事。李时珍的书最早是在 1593 年正式开刻，遗憾的是李时珍没有看到书的问世。书在金陵（今南京）刻出之后不断到处传播，因为这本书太好了。那么现在这本书有多少刻本呢？有几百个刻本在流传。还有被翻译成外文的印刷版本。

父子校纲目

1982 年我刚刚本科毕业来到中医研究院读研究生的时候，有一天到图书馆去翻看《本草纲目》。当时那套《本草纲目》是"文革"以后刚刚出版的。看书的时候背后一个人轻轻地拍了拍我肩膀，说："小伙子，你也在读《本草纲目》啊？"

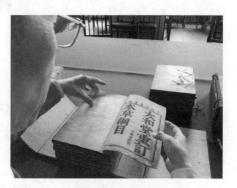

俄罗斯访到本草纲目

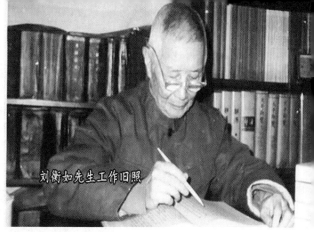
刘衡如先生工作旧照

刘衡如

我一看是位老先生，连忙站了起来，给老先生鞠了一躬说："请问先生尊姓大名？"老先生轻轻地用手点了点这本书的封面——刘衡如。原来他就是在校勘李时珍《本草纲目》的刘衡如。

当时老先生很感慨地跟我说了这样一番话："我用了十几年时间在校勘《本草纲目》，但我完成四分之三的时候，才发现我用的版本不是最早的金陵本。"为什么呢？因为当时中国内地一直没有发现这个版本。金陵本存世的又有多少？一共十五部。刘先生告诉我，"我重起炉灶，一定要用正宗的版本重新校勘。"老先生真是烈士暮年，壮心不已。

《本草纲目》这本书如此令人着迷，令中国人着迷，也令外国人着迷。我去莫斯科大学探访李时珍像后，又去了圣彼得堡，在那个地方发现了李时珍《本草纲目》江西本和钱蔚起本，加起来共五个完整的刻本。

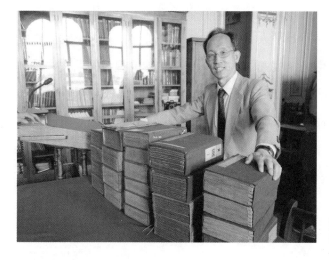

在东方手稿研究所内完好保存的《本草纲目》

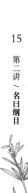

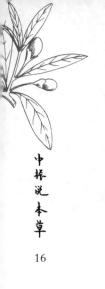

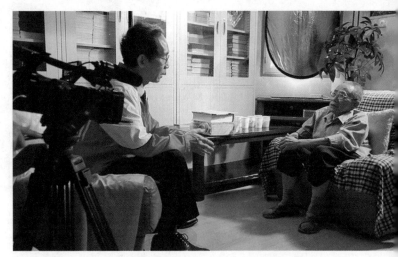

采访刘山永先生

什么是金陵本？为什么会有不同刻本？

　　古代民间发行书籍都是以小作坊自行刊印。但这种刊印形式终有规模上的限制，我国古代读书人多以传抄的方式收集书籍。而在传抄的过程中便难免会出现笔误的地方；刊印的过程中也可能出现图文不准确，甚至有书商自己创造的地方，还有其他包括时代遗留的因素等。多种因素都会造成版本与版本间流传会出现差别。金陵本即是最早给李时珍刊印《本草纲目》的南京书商胡承龙所刊刻印刷的版本，亦可谓原始的版本。根据日本茨城大学教授真柳诚的研究，在世界上已发现十三个版本的《本草纲目》，其中就有极珍贵的金陵本。

　　1989 年我到日本留学，十年后回到北京，在一次会议上，我见到一位坐在主席台上的中年人。那位先生的相貌，看起来似曾相识，他是坐着轮椅来的。那位先生不是别人，他就是刘老先生的公子——刘山永先生，那时刘衡如老先生已经故去了。2014 年我带着电视台的朋友去采访刘山永，开门后的那一刻，大家都很惊叹，看见他的身高不足一米四，因从小患有重症脊髓炎，行动很不方便。刘山永先生子承父业，校勘《本草纲目》。他们父子两代人校勘共用了 27 年。李时珍写《本草纲目》也是 27 年。《本草纲目》一共 190 万字，而他们的校勘写了多少字呢？一共 100 万字。我想仅凭这个数据足以令人震撼。两位先生做的这件事是科学史上真正的愚公移山之举。

句句珠玑现

《本草纲目》是差不多 500 年前的著作，要把它读好读懂要跨越几大障碍。这里有文字的障碍、病名的障碍、地名的障碍、书名的障碍，好在前人已经为我们铺平了道

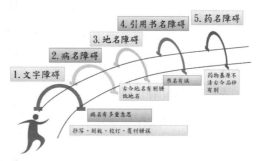

研读《本草纲目》需跨越几大障碍

路。从 30 年前跟随我的老师谢宗万教授开始，我们一直在做的是什么工作呢？就是植物基原的考证。《本草纲目》1892 种药，这里有相当一部分药，基原植物还没有搞清楚。大家经常咏颂王维的诗：独在异乡为异客，每逢佳节倍思亲，遥知兄弟登高处，遍插茱萸少一人。茱萸是什么茱萸？是山茱萸还是吴茱萸？答案是吴茱萸。品种考证是个科学上的难题。李时珍在《本草纲目》里不但解决了很多问题，还留下了很多问题。

中医药盲文书

一次在河北省安国药市的一个小药摊上，见到不少中药相关的旧书籍，如《中药大辞典》《中草药》等行内人士耳熟能详的专业书。在一个角落，有一套书，远远望去只有"中药学"三个简体字，朴实无华，但五册厚厚的牛皮纸装订。个人印象中，过去 50 年，不曾有过这样的中药书。我好奇地翻开来，原来这是一套盲文版"凸字"书籍。20 世纪 70 年代后期，按药学专业入学要求，色盲会被拒之门外，就不要说盲人了。后来，中国残疾人联合会成立了，政府与民间对残疾人群体关注度逐渐提高，但我也没听说过有针对盲人的中医药教育机构。眼前这部盲文书的出现，说明中药学曾经进入盲人的"视野"，有着宝贵的史料价值。

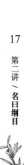

举一个例子，治疗鼻炎的辛夷花，李时珍讲到辛夷，说辛夷有红紫二种，有红颜色的、有紫颜色的，在江南的叫望春，在北方的叫木兰。我在读《本草纲目》的时候得到一些启示。先后在中国南北长江黄河之间辗转了三个月，后来在位于鄂豫皖交界的大别山区，发现了一个新种，拉丁名是用我和我老师的名字命名的，中文名我们用了当地的地名叫"罗田玉兰 (*Magnolia pilocarpa* Z.Z. Zhao et Z.W. Xie)"。

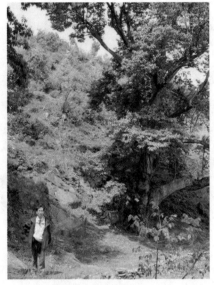

作者在"辛夷王"老树前

药农在采收辛夷

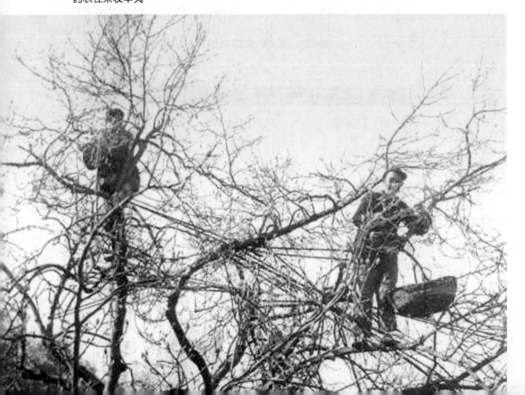

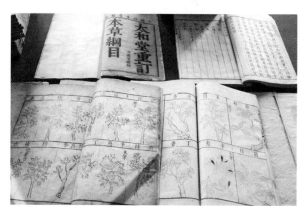
不同版本《本草纲目》中的辛夷

　　《本草纲目》这样一个伟大的著作，单靠一个人几个人很难读懂、读深。所以在几年之前，我在中国香港发起成立了一个本草读书会。现在本草读书会不但有来自两岸四地的专家学者，还有来自美国、日本的专家学者。大家共同的目的就是一起来探索研究这部伟大的著作，以及本草文化的相关议题。

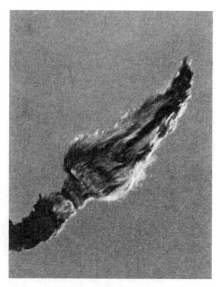
马王堆汉墓出土的辛夷

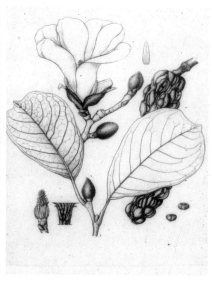
新种罗田玉兰

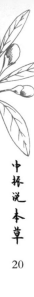

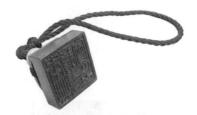

王家葵教授为本草读书会所刻铜印　　　　本草读书会印

　　《本草纲目》是中国古代医药文献学集大成者，起到了承前启后的作用。其中不但有很多重大的发现与发明，同时还留下了众多不解之谜，有待后人去发掘探索。这也正是《本草纲目》的魅力所在。李时珍是一个符号，是中国古代医药学家的杰出代表。本草学是中国古代传统药物学的代名词，在《本草纲目》之外还有诸多文化遗产等待我们去发现呢。

本讲视频链接　　本讲音频链接

第三讲
何为本草

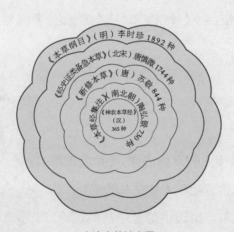

《本草纲目》（明）李时珍 1892 种
《经史证类备急本草》（北宋）唐慎微 1744 种
《新修本草》（唐）苏敬 844 种
《本草经集注》（南北朝）陶弘景 730 种
《神农本草经》（汉）365 种

主流本草扩充图

中振说本草

　　本草可以说是中国传统药物学的代名词。中医药院校学生一入学要读四大经典。四大经典有哪些？《内经》《伤寒》《金匮》《温病》，人们一般想起来的就是这四部。经典、经典，引经据典，指的是古代的传世著作。我们是炎黄子孙，有两部书是托先人之名编著的，一个是托黄帝之名编著的《黄帝内经》，奠定了中医学的理论基础；还有一本书是托神农之名编著的《神农本草经》，奠定了中药学的理论基础。所以我的观点，中医药的四大经典应该是：《黄帝内经》《神农本草经》《伤寒论》和《难经》。

　　　　　　　　　　　　　　　·

本草创大系

　　神农尝百草的故事人们耳熟能详。《神农本草经》里边讲的是什么内容呢？《神农本草经》收药365种，以应周天之数，里边讲的是中药的理论，配伍法度、四气五味，没有《神农本草经》就没有中药的体系。中国本草的发展进程就像一颗珍珠一样，越滚越大，《神农本草经》是一个母核，里边

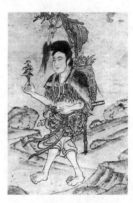

神农采药园

有365种药。到了南北朝时期陶弘景的《本草经集注》把它翻倍变成730种。到了中国古代社会鼎盛时期——隋唐时代，唐朝政府组织主编了《新修本草》，后人叫《唐本草》，收的药有800多种。到了宋代《证类本草》

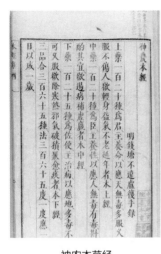

神农本草经

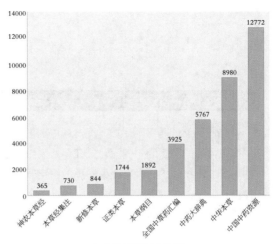

中药发展增长态势图

又加了一倍到 1744 种。再到明朝李时珍的《本草纲目》增至 1892 种。

中国古代本草学的著作就好似长江、黄河一样是连绵不断的。李时珍是中国医药学家的代表,《本草纲目》是古代本草集大成者。可是到国外的图书馆去看书的时候要留意,查找目录的时候注意书目和作者。如果标注为李时珍写的什么书或声称是《本草纲目》,要先打个问号,那些到底是不是真的是李时珍所写,或者是不是《本草纲目》的内容。从前我到国外的一些图书馆也被蒙住了,怎么会有宋代的《本草纲目》呢?可能是因为外国人对中国医药界的认识大概就是李时珍,本草书大概就知道《本草纲目》。有些人在编目的时候,可能将凡是中国的医药书都写成《本草纲目》。也足见李时珍是一个符号、一个代表性人物。

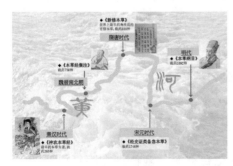

中医药文化五千年连绵不断

从中药发展的趋向态势图来看,在中国古代,我们的先人在不断探索不断发现,本草书从《神农本草经》的 365 种开始,到 730 种、1892 种,到现在有多少种呢? 1999 年出版的《中华本草》里边收集出版的药物已经将近 10000 种了。

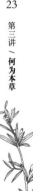

指掌图，第一个分合

　　中国医学的萌芽期是夏、商、西周时期。此时期医巫并存，在卜筮史料中可见大量的医药卫生内容，如在甲骨文中发现了病名、灸法、汤剂等有关的内容。春秋战国时期，医巫分离，医学开始具有明显的科学性、实用性和理性，中医药占据了医疗卫生的主导地位，临床医学的分科已现端倪。《黄帝内经》的问世，奠定了中医学的理论基础。药学发展的积淀孕育着《神农本草经》的形成。

本草细划分

　　本草学是中国传统药物学的一个代称。就像百科全书包罗万象，有历史学的内容、文献学的内容，当然不能少了药物学的内容。药物学的内容大概有三个部分，历史学、文献学及药物学。而药物学中，论基原会讨论到是植物、是动物、还是矿物，长在哪儿、长什么样，药性理论、升降浮沉、气味药性、临床应用……这些都是中国古代本草学的内容。另外，本草究竟有多少、可以分类吗？刚才举的那些例子从《神农本草经》开始，雪球越滚越大，这是主流本草。此外，还有一些主题本草，讲各个分科的。另外，还有地方本草，地方药物志。主题本草大体上按专业分类，比如说有的书是专门讲药物炮制的，有的书是专门讲中药鉴定的，还有的书专门讲食疗的，有一些书是专门讲药性的。关于地方性的本草，在杭州地区的一个中草药志叫《履巉岩本草》，这个"巉"字可能不太常见，形容山势险峻。

　　中国的古书汗牛充栋。《中国本草全书》是我们很多医药学家一起用了十年的时间收集完成的，我也有幸参与其中。完整的一套《中国本

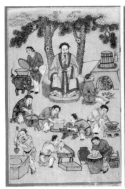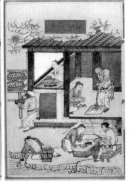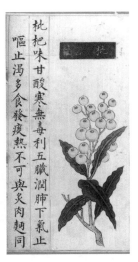

《补遗雷公炮制便览》收录的炮制工艺图和附子炮制图　《食物本草》中的彩绘枇杷

草全书》一共有 410 卷，都可以排满整整一面墙。在编撰过程当中我们收集了古今中外的本草文献。有人可能会问："怎么还有外国的本草书籍呢？不是中国的药物学吗？"历史上由于各种原因，或战乱或文化交流，有一些本草学著作中国没有收藏好，反而在国外收藏着呢。俄罗斯圣彼得堡的东方手稿研究所中就藏有一些。这些年我到各地访书，包括康奈尔大学、哈佛大学、耶鲁大学的图书馆都藏有一些中国古代本草书。

指掌图，第二次分合

秦汉时期，张仲景精心钻研，博采众方，撰写了《伤寒杂病论》，奠定了中医治疗学的基础，中国医学史上出现了第一次高峰。三国、两晋、南北朝时期，脉学、针灸学、药物方剂、外科、养生保健以至中外交流等各方面都有突出成绩，为医学的全面发展积累了经验。代表人物有华佗、王叔和、皇甫谧等。

我记得有一次给香港医院管理局西药药剂师们讲课，他们说，赵博士你先不要说中国古代有多少书，你先告诉我们那些朝代在什么时候？明代在什么时候？宋代在什么时候？这个问题激起了我的灵感，于是我自己结

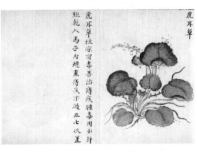

《履巉岩草本》中的彩绘虎耳草

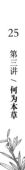

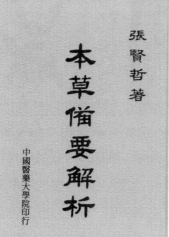

中国台湾的张贤哲教授所著
《本草备要解析》

合教学创绘了一个指掌图，用手掌的样式概括一下过去几千年的中国中医药历史。《三国演义》开头有这样一句话，"天下大势，分久必合，合久必分"。用指掌图来概括一下，中国历史的规律是什么呢？如下图所示，中国历史一直具有"统一——分裂"的规律。我不是历史学家，指掌图只是帮助大家记忆，形象的理解。中国的历史上这些分分合合对医学有什么影响呢？我发表了一篇论文叫中国医学发展分合论。战乱的时候是中国临床医学大发展的时候，盛世修书修典，主要的医药书是在统一的时候完成的。

指掌图，第三次分合

　　隋、唐、北宋时期，唐朝政府创办医学校，组织编撰《新修本草》，其所收载的众多外来药物是当时中外医药交流的体现；药王孙思邈撰巨著《千金要方》和《千金翼方》。此外，尚有《诸病源候论》《外台秘要》等名著问世。北宋的代表作有《和剂局方》《证类本草》《小儿药证直诀》《铜人腧穴针灸图经》等。

　　南宋、辽、西夏、金时期，出现了若干临床分支学科集大成之作，如《幼幼新书》《妇人良方大全》《洗冤集录》等，但官修医书由于国运衰微已经风光不再。金元之际出现的医家争鸣，以刘完素、张元素、李东垣、张子和为代表，促进了中医不同学派的产生。独树一帜，勇于创新，是这一时期医学发展的特点。

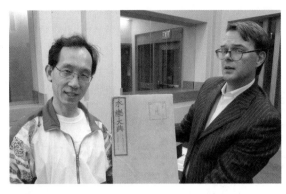

在康奈尔大学作者访到《永乐大典》

盛世修本草

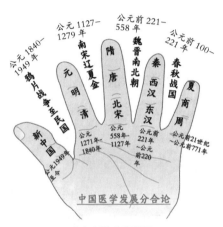

作者创绘的指掌图

（指掌图文字）
公元 1840—1949 年 鸦片战争至民国
公元 1127—1279 年 南宋辽夏金
公元前 221—558 年 魏晋南北朝
公元前 100—221 年 秦 西汉 东汉
元 明 清
隋 唐 北宋
春秋战国
夏 商 周
新中国 1949 年
公元 1271—1840 年
公元 558年—1127 年
公元前 221 年~公元前 220
公元前 21世纪~公元前 771 年
中国医学发展分合论

　　唐代的政府出了一本《新修本草》，宋代有《经史证类备急本草》，元代虽然完成了国家的统一但存在的时间短，没有出现一部大型官修本草。明代没有官修本草，那么明代的政府干什么去了？李时珍是个明代民间的医生，他自己用了 27 年时间，带着他的徒弟、带着他的子孙编撰了这样一部著作，那明朝政府当时有没有行动去完成这样一个工作呢？其实是有的。我觉得明朝政府挺重视医药的。明太祖朱元璋有很多儿孙，其中一个儿子就在整理本草，他叫朱橚，他主编了一本以方子为主的书叫《普济方》，还有一本以药草为主的《救荒本草》。

指掌图，第四次分合

　　元、明、清时期，由于金元之际的北方医学学派南传，出现了著名的医家朱丹溪。明代医药学发展出现了革新趋势，中学输出，西学东渐，中外医学互惠受益。这一时期在传染病病因的探究、人痘接种术的创造、中药学的研究等方面都进入了新的阶段。李时珍编撰的《本草纲目》为明以前药物学成就集大成之作。明末清初，温病学说发展成熟，代表性医家

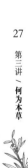

有叶天士、薛生白、吴鞠通、王孟英等。

　　中国传统医药学经历了与近代西方医药文化的碰撞，西方医学开始在中国建立与发展，中西汇通学派的探索给中医学带来了新的生气，其代表人物有唐宗海、张锡纯、朱沛文、恽铁樵、施今墨等，代表著作有《医学衷中参西录》《中西汇通医经精义》等。对本草学与植物分类学有影响的著作有吴其浚的《植物名实图考》等。中国的医药学界逐渐形成了以西医学为主导的格局。

　　1503 年明孝宗弘治皇帝组织全国的力量用了两年的时间来组织编本草书，那时候李时珍还没有出生。但明代有个特点，宦官专权，一直有官宦勾结的情况。当时太医院的院判刘文泰，后人给他评价是个佞臣，不是什么好官。皇帝下令要编本书，他和大太监刘瑾勾结在一起，把政府的钱拿来，把主编这个权利攥在手里，还找了优秀的画师画了非常精美的插图，用了大概两年的时间，编成了《本草品汇精要》。可惜，书编成了，弘治皇帝也死了。过去有句话叫伴君如伴虎，一朝天子一朝臣，皇帝死了周围的近臣都有责任，是不是太监害死的，是不是太医院的人下了毒呢？当时有人这样被举报，造成 47 个人都被逮捕下了大狱。我自己关心的倒不是刘文泰有罪没有。现在香港地区没有死刑，中国内地还有死刑，其他很多国家也还有。我们经常听到在宣判死刑的时候会说到判处某某死刑，后边还有一句剥夺政治权利终身。什么叫政治权利？好多人觉得挺可笑的，死了还有什么政治权利。政治权利包括他发表言论的权利、出版权利等等。刘文泰被判了刑不要紧，可能他是罪有应得，也可能是含冤待雪，但是受到牵连的是这部书——《本草品汇精要》。它随之被打入了冷宫，一直没有被公开，深藏内宫二百年。一直到了清代的康熙年间，有人打理仓库，发现这还藏着好东西呢，感叹这部书中插图画得这么精美，于是才被发掘出来。

中华人民共和国成立以后，中医药教育的开展，国家中医药科研机构的建立，各地中医院的建立，《中华人民共和国药典》中药分册的颁布，中医药书籍出版的空前繁荣，中药资源的普查，中药种植业的发展，中成药生产现代化的推进，都成为这一时期辉煌的业绩。特别是改革开放以来，中医药在对外交流过程中也不断地促进了自身的发展。

我们在编辑《中国本草全书》的时候就把《本草品汇精要》的内容都整理出来并收录在其中。《本草品汇精要》非常之精美，有单味药的图，也有炮制工艺的图。当然也有不足。当年编这书的人要满足谁的需求？不是老百姓的需求。太医院是为皇帝服务的，书也得皇帝看着好看。所以他们并没有太多考虑印刷的可能性，一般的百姓能不能用得到的问题。明代还没有彩色印刷，印刷技术是木刻。这本书和李时珍的《本草纲目》截然不同的地方是它的服务对象是不一样的。这是给皇帝看的书，是《御制本草品汇精要》，用的纸都是黄绢纸。藏在深宫内被皇家的画师参照，画了很多的摹本。那么这本书现在存在哪儿呢？就收

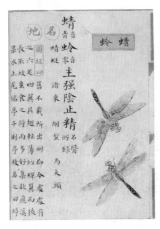
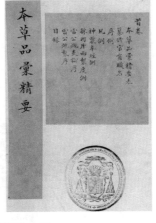

《本草品汇精要》内图

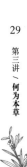

藏在日本大阪武田制药株式会社的"杏雨书屋"。如果想看这部书可到图书馆找《中国本草全书》，即可以看到。因为我自己有幸参与这本书的编撰，也算近水楼台，《中国本草全书》一共出了300套，在香港浸会大学中医药图书馆收藏了一套，列为第一号藏书。

《中国本草全书》

《中国本草全书》，共计410卷，已于2002年10月出版。全书收录了中国古近代（公元前220～公元1911年）的本草专著800余部，相关本草文献10000余种，涉及6000余种医籍类本草文献和8000余种中国古代地方志中记载的本草相关文献，还收录了中国少数民族本草文献、宗教领域里的本草文献以及古代海外学者撰写的本草相关文献。全书收录了中国古代本草文献彩色图片7000余幅，黑白图片近20000幅。

中医药学之所以绵延千年，其发展的最大特点就在于传承。在继承古代先人的经验基础之上，同时不断地创新，李时珍的《本草纲目》就是这样的一个典范。浩如烟海的中医药古籍是我们得天独厚的优势，是潜在的、丰厚的文化资源。本草著作是文物，但这些文物不仅仅是放在博物馆供观赏的，更主要的是它们是可用之物，是实用的宝典。本草著作之中所承载的是中药的信息，在中华民族的繁衍昌盛中发挥了哪些作用呢？

本讲视频链接　本讲音频链接

第四讲

何为中药

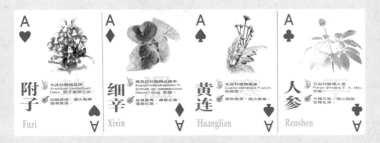

中药扑克牌

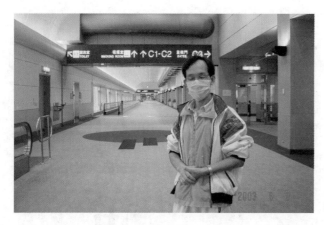

SARS 期间的香港机场

　　这是一张我在香港国际机场的照片。与我们平时见到的喧闹的机场截然不同，偌大个机场候机楼只有我一个人，空荡荡的真瘆人。这个时间是什么时候？时间是 2003 年 6 月，SARS 爆发的时候。

　　SARS 在我们这一代人当中记忆犹新。根据世界卫生组织最后的统计，香港、广州是世界上 SARS 发病率最高的地方，但同时也是死亡率最低的地方。为什么？主要是中医发挥了很大作用。

中药重药性

土豆是西餐还是中餐？

　　现在就要讨论一下什么是中药？我先问一个问题，土豆，是中餐还是西餐？如果去西式快餐店吃薯条，毫无疑问它是西餐。反过来到一个中餐馆去吃炒土豆丝，

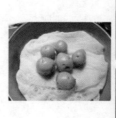

西餐？

中餐？

什么是中药

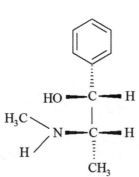
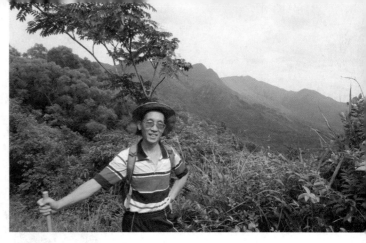

麻黄碱结构式　　　　寻找香港四大毒草

那一定是中餐。说明什么问题呢？是否是中餐与原料并没有关系。再举个例子，麻黄是中药还是西药？麻黄碱是麻黄的有效化学成分。如果我们问来自西方的学者这是什么，他们一定认为是西药。麻黄在中药里用于发汗平喘利水，麻黄根还可以敛汗。什么叫中药，中药一定是在中医理论指导下使用的药物。从应用形式来讲有中药饮片、中成药，后面系列讲座我们还会分别谈到。

神农尝百草，一日遇七十毒。后边还有两句：吃了断肠草，死在香港。当然这是玩笑话。神农尝百草这句话讲出了什么故事？是中国古人临床实践筛选药物最初的一种方式，换句话说，也是一种无奈。因为当时没有临床试验，没有动物实验，怎么去做？只能人去尝。当我再带学生去登山的时候，上山前要先告诉大家什么是断肠草。大家在香港的山上不注意，有可能就把断肠草当金银花采了。香港的"四大毒草"是断肠草、洋金花、马钱子、羊角拗。我先要告诉大家哪些

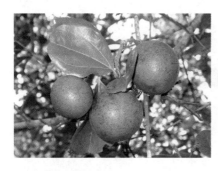
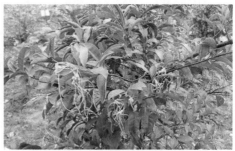
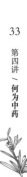

牛眼马钱原植物　　　　　　羊角拗原植物

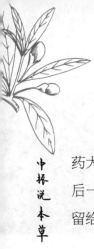

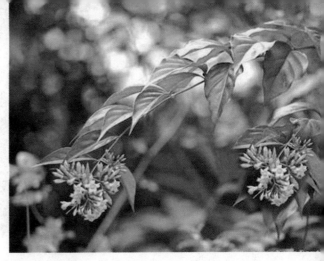

药大家不要去吃，如果吃了之后一定会出问题的，也是前人留给我们的经验。

断肠草原植物

学而时习之

接下来谈谈怎么学中药，我给大家带来了一个道具。这是我设计的一副扑克牌。中药的扑克牌，大王是黄帝、小王是神农，然后把扑克牌分成四种颜色，四个颜色代表了寒热温凉四种药性。学习中药、认识中药应该从哪里开始呢？应该从它的药性开始。

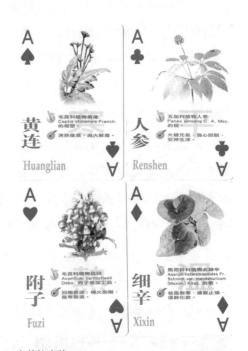

中药扑克牌

《药性赋》，寒性药

《药性赋》约成书于金元时期。

犀角解乎心热；羚羊清乎肺肝。泽泻利水通淋而补阴不足；海藻散瘿破气而治疝何难。闻之菊花能明目而清头风；射干疗咽闭而消痈毒；薏苡理脚气而除风湿；藕节消瘀血而止吐衄……

《药性赋》听说过没有？那是金元时期李东垣的作品："诸药赋性，此类最寒。犀角解乎心热，羚羊清乎肺肝。泽泻利水通淋而补阴不足，海藻散瘿破气而治疝何难……"一共二百多味药，为什么《药性赋》流传如此之广呢？因为这是我们学习中药的入门篇，是要掌握的基本内容。这里给大家带来了一些常用的中药，代表中药的四气五味。何为四气，寒热温凉。但是寒热温凉根据什么得出来的呢？是根据临床的实践推理出来的。凡是能治疗热性病的，就归于寒性药。热者寒之，寒者热之；反过来，凡是能够治疗寒性病的就是热性或温性的药物。

《药性赋》，热性药

药有温热，又当审详。欲温中以荜茇；用发散以生姜。五味子止嗽痰，且滋肾水；腽肭脐，疗痨瘵，更壮元阳。原夫川芎祛风湿、补血清头；续断治崩漏、益筋强脚。麻黄表汗以疗咳逆；韭子壮阳而医白浊。川乌破积，有消痰治风痹之功；天雄散寒，为去湿助精阳之药。观夫川椒达下，干姜暖中……

《药性赋》，温性药

温药总括，医家素谙。木香理乎气滞；半夏主于痰湿。苍术治目盲，燥脾去湿宜用；萝卜去膨胀，下气治面尤堪。况夫钟乳粉补肺气，兼疗肺虚；青盐治腹痛，且滋肾水。山药而腰湿能医；阿胶而痢嗽皆止。赤石脂治精浊而止泄，兼补崩中；阳起石暖子宫以壮阳，更疗阴痿。诚以紫菀治嗽，防风祛风，苍耳子透脑止涕，威灵仙宣风通气。细辛去头风，止嗽而疗齿痛；艾叶治崩漏、安胎而医痢红。羌活明目驱风，除湿毒肿痛；白芷止崩治肿，疗痔瘘疮痛……

五味的概念有的和我们味觉的感觉是一样的。比如酸味药，提到乌

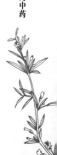

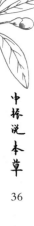

梅、山楂，尝起来一定是酸的。甘味药甘草确实吃着是甜的，但有些中药却不尽然。海螵蛸，又叫乌贼骨。乌贼、鱿鱼，怎么区别？大家都知道鱿鱼，工作不好要被炒鱿鱼，鱿鱼一加热就卷起来了，老板说话还挺含蓄的吧，意思是让你打铺盖卷走人，这叫炒鱿鱼。鱿鱼和墨鱼有什么

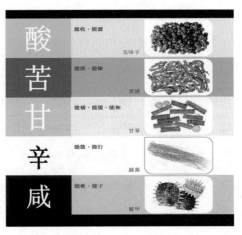

酸苦甘辛咸五味（出自《百药图解》香港版）

区别？就是它的内壳是不一样的。鱿鱼是一个透明的薄片。海螵蛸是墨鱼、乌贼鱼的内壳，也就是脊背骨是白颜色的，主要成分是碳酸钙，由于它有收敛的作用，所以它的药性是咸的，但大家把它放到嘴里去尝时可不是咸的。好像荷花出淤泥而不染，海螵蛸出海水而不咸。中药讲的酸苦甘辛咸，是指它的临床药性，而不一定是实际尝到的味道，有些味道相合，有些味道不相符合。

《药性赋》，平性药

　　详论药性，平和惟在。以硇砂而去积；用龙齿以安魂。青皮快膈除膨胀，且利脾胃；芡实益精治白浊，兼补真元。原夫木贼草去目翳，崩漏亦医；花蕊石治金疮，血行则却。决明和肝气，治眼之剂；天麻主头眩，祛风之药。甘草和诸药而解百毒，盖以性平；石斛平胃气而补肾虚，更医脚弱。观乎商陆治肿，覆盆益精。琥珀安神而散血；朱砂镇心而有灵……

　　我们学习中药除了四气五味以外，还应该记住什么呢？正是《本草纲目》和历代本草里提到的：第一它的来源是什么。如麻黄来源于麻黄

科，功能是发汗平喘利水。功效是重点掌握的，由此可以推理出来，该药可以治疗哪些疾病。麻黄可以治疗风寒性感冒，因为它是温热性的药物；可以治疗咳嗽气喘，因为它可以平喘；可以治疗风水水肿，因为它可以利水。

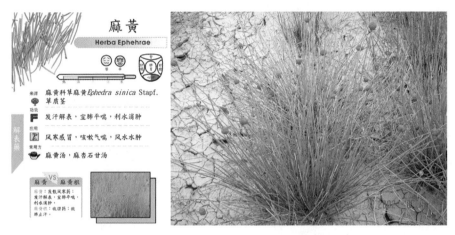

麻黄药性图解
（出自《百药图解》香港版）

麻黄原植物

问渠源头水

中药的历史虽然是古老的，但不是说古老的东西就是落后的。古老的东西我们可以发掘，可以发现一些新的成分、新的应用。例如青蒿素，2015 年，中国科学家首次获得诺贝尔奖，就是我国的中医药科学家屠呦呦教授，她从黄花蒿里面发现了青蒿素（artemisin）。青蒿素是做什么的？是治疗疟疾的。因为中国人的这项发明，每年拯救了上百万人的性命，是中国人的骄傲，这是中国人对全人类的贡献。为什么我们要讲青蒿素呢？屠呦呦教授之所以能够发现青蒿素，从哪儿得到的启示呢？

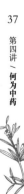

从我国南北朝时期一部著名的中医药著作《肘后备急方》得到的启示。所谓"肘后"，即肘后边，古人上朝都穿一个大袍子，备忘录都放在大袍袖里边，翻译成现代语这叫临床常用的中草药手册。屠教授正是从这本古书中得到了启示。

　　我们祖先以神农尝百草的精神，在临床实践中用生命换来无数的宝贵经验。今天的中药研究方法与手段，不再停留在以口品尝的方式上，而是将古代文献研究、现代实验研究与规范化的临床实验相结合，齐头并进。相信不久的将来会有更多如"青蒿素"一样的新的发现与创造。中药好，好在临床疗效；中药妙，妙在临床的复方应用，构成了一曲曲美妙的交响乐章。

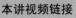
本讲视频链接　　本讲音频链接

第五讲
复方玄奥

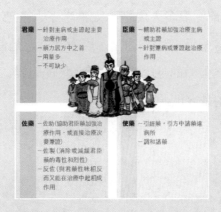

君药 —针对主病或主證起主要
治疗作用
—藥力居方中之首
—用量多
—不可缺少

臣药 —辅助君藥加强治疗主病
或主證
—针对兼病或兼證起治疗
作用

佐药 —佐助(协助君臣藥加强治
疗作用·或直接治疗次
要兼證)
—佐製(消除或减缓君臣
藥的毒性和烈性)
—反佐(与君藥性味相反
而又能在治疗中起相成
作用

使药 —引經藥·引方中諸藥達
病所
—調和諸藥

"君臣佐使"释意（出自《百方图解》香港版）

　　开讲之前我想先问几个问题。您得过感冒没有？这不用问，大家一定都会举手。看过西医的请举手。百分之百。看过中医的呢？也差不多。中医怎么看病的？学中医诊断的时候，"十问歌"都记住了吧？"一问寒热二问汗，三问头身四问便，五问饮食六问胸，七聋八渴俱当辨，九问旧病十问因，再兼服药参机变，妇人尤必问经期，迟速闭崩皆可见，再添词组告儿科，天花麻疹全占验"。

　　学习中药先要辨药性寒热。学习中医诊断看也是一样的，先要看是寒还是热。什么是寒证？很多人说把脉太难学了，三部九候，难以掌握。在这里我告诉大家一个简单的方法。看看舌苔，是偏黄还是偏白。如果偏黄，那是热证；偏白的是虚证。去解小便的时候，看看小便，偏黄还是偏淡，颜色淡的是寒证。

辨证论治谈

　　寒证、热证一定要先辨明。辨完寒热证以后，假如是风寒型的感冒，那么我们以《伤寒论》第一方，"麻黄汤"为代表来说明。"麻黄汤中用桂枝，杏仁甘草四般施"，方歌大家都挺熟悉的。这里有麻黄、有桂枝、有杏仁、有甘草，四个药物组成，有君药、臣药、佐药、使药，互相配合。主要治疗哪些主要症状？高热，发烧，有一些咳喘，而且无汗。

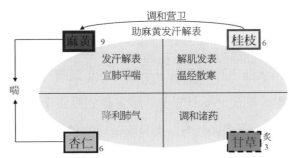

麻黄汤方解（出自《百方图解》香港版）

麻黄汤是辛温解表的一个代表方。反过来，假如是风热型的感冒，这个时候用麻黄汤可能就不太合适。那应该用什么呢？刚才提到的《温病条辨》里收载的"银翘散"。大家听说过这个方子吗？在广东、香港地区市场上卖的凉茶配方，多数都是"银翘散"。这个方药味这么多，能不能记得住呢？这里有同学用广东话创造出来一个速记歌诀"河牛吃草，连梗叶花穗根（全吃了）"，一个音对一个药。"河—荷叶，牛—牛蒡子，吃—豆豉，草—甘草，连—连翘，梗—桔梗"。一句话，就记住了一个方子。

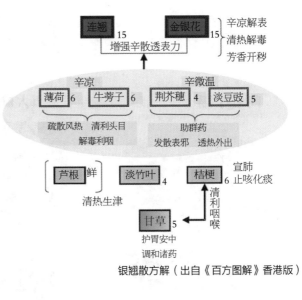

银翘散方解（出自《百方图解》香港版）

组方是艺术

《备急千金要方》是唐代药王孙思邈在一千三百多年以前写的一本医书。这本书里面收了差不多五千多个方子。刚才我们提到李时珍的《本草纲目》，1892 种药，有一万多条处方。而且李时珍收录的方都是一些小药方，都是几味药的，非常实用。提到了李时珍，在他之前，朱元璋的儿子，周定王朱橚，组织编写了一本书——《普济方》。《普济方》里收了多少方呢？一共是六万多个。可以说中医的处方数不胜数。谈到民间的中医处方，就更难以计数。但是万变不离其宗，中医的组方有统一的原则。

药王孙思邈

"大医精诚"出自唐朝孙思邈所著之《备急千金要方》第一卷中的《大医精诚》一文，文中论述了有关医德的两个问题：第一是精，即要求医者要有精湛的医术；第二是诚，即要求医者要有高尚的品德修养，要有医德。相传孙思邈曾为老虎治好疾病，那老虎从此甘愿成为他的坐骑。后又用针灸治好了一条苍龙的眼睛，便有了孙思邈坐虎针龙的故事。

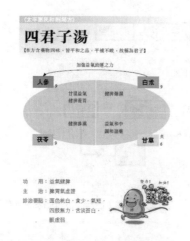

四君子汤方解（出自《百方图解》香港版）

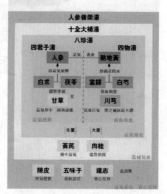

剖析五大补益名方（出自《百方图解》）

什么原则呢？就是"君、臣、佐、使"的组方原则。"君臣佐使"
表示药物相互配合的关系。君、臣、佐、使，共同构成了一个中医药的
交响乐，一个美妙的和谐之曲。我想大家可能更熟悉的处方是"十全大
补"，如"十全大补汤""十全大补丸"。但十全大补的组成可能有些人
还不太熟悉，今天我们一起来剖析一下它是如何组成的。补什么？这
个"十全"是取其完美之意。讲起"补"，中医说"虚则补之"，不虚不
要补，补的过了也一定会造成麻烦。补什么？"阴""阳""气""血"。
其中，最关键的是补气、补血。我这里面举两个代表性的方子。补气，
"四君子汤"，人参、白术、茯苓、甘草，是一个补气的代表方。补血，
"四物汤"，熟地、白芍、当归、川芎，是一个补血的代表方。这两个方
子，补气和补血，如果加在一起就成了另一个方，"八珍汤"。如果这个
八珍汤再加上两味药，黄芪、肉桂，就构成了"十全大补汤"。十全大
补汤就是这么来的。如果在这个基础上再加上三个药，陈皮、五味子、
远志，则又组成在广东比较流行的"十三太保"，《中国药典》收载名为
"人参养荣丸"。看到这里大家可以知道中药组方就是一个一个药迭加组
合起来的。

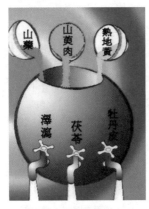

解析六味地黄丸

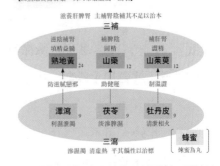

六味地黄丸方解（出自《百方图解》香港版）

常用的中药处方，有的是从《伤寒论》就开始出现的，有的是中国历代的名医经验所得。比如宋代有一个医生，叫钱乙，是小儿科的医生。他创制了一个新方，"六味地黄丸"，一个很好的滋阴、补阴的方剂。这个六味地黄丸，有六味药，既能补也能泻，把人体该排的排下来，该补的补进去。所以它是六味药分两组，一组是"三补"，熟地、山药、山茱萸；一组是"三泻"，泽泻、茯苓、牡丹皮。"三补三泻"，作为一个基础方。后来在它的基础上又派生出了很多新的方剂，我这里列出了一个"六味地黄丸"系列。现代人天天用计算机、玩手机，很多人觉得眼睛疲劳，那要怎么办？补肝肾：枸杞子；明目：菊花。在六味地黄丸的基础上加这两味药，就变成了"杞菊地黄丸"。若加上五味子就变成"都气丸"。加上麦冬、五味子，就变成了一个"麦味地黄丸"。所以现在我们所见的不仅仅是一个六味地黄丸，应该讲是一个六味地黄丸系列。

用法灵活现

前面的方子都是在做加法，那经典处方可不可以做减法？或者替换呢？可以的。有一个古方，"生脉散"。生脉，顾名思义，脉微欲绝的时候，就要用生脉散。生脉散是由三味药组成的，人参、麦冬、五味子。年轻人可不可以用？我觉得，年轻火旺的话，可能要适当调

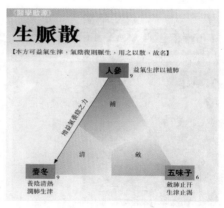

生脉散功效卓著（出自《百方图解》香港版）

整一下。20 年前我在日本工作，我有个爱好，喜欢跑长跑，跑马拉松。我们那个队伍，大概有十几个人。大家要喝一些饮料，当时我给开了一个方，是什么呢？因为跑马拉松，大家年轻体壮，喝人参一定上火，所以就改用药性稍微偏温和一点的西洋参。西洋参、麦冬、五味子，又可以敛汗，又可以滋阴也可以补气。而且这个方不违反国际奥委会禁令的。

中医有很多名家名方，我这里推荐给大家十大名方，这是在临床上出现频率比较高的方剂：小青龙汤、小柴胡汤、血府逐瘀汤、大承气汤、温胆汤、归脾汤、补中益气汤、五苓散、逍遥散、六味地黄丸。在我们的近邻日本，他们把中药叫汉方药。日本临床上也有个常用处方名单，他们叫"七汤二散一丸"。"七汤"：小柴胡汤、柴胡桂枝汤、柴朴汤、补中益气汤、小青龙汤、六君子汤、麦门冬汤。"二散"，加味逍遥散、当归芍药散。"一丸"，八味地黄丸。归纳起来，这些就是我们临床上的常用方剂。

用药如用兵

我在这里引用了一幅《西游记》的插画。用药如用兵，论起"君、臣、佐、使"，西游记这幅画中，谁是君？唐僧？我有一点不同的理解。师徒四人是做什么的？是护卫着唐僧西天取经。一个处方，君、臣、佐、使，是配合起护卫人体作用的。我的理解，他们师徒四人的分工：孙悟空是君；猪八戒是臣；沙和尚是佐；使是白马。在这副图里，有冲锋陷阵的，有策援保护的，有担行李负责载重的。君臣佐使中，"使药"是引经调和的，白马的作用正是如此。这四位配合好了，可以

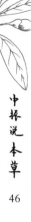

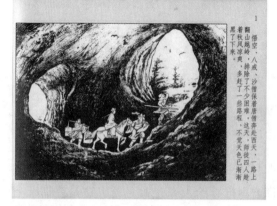

悟空、八戒、沙僧保着唐僧奔赴西天，一路上翻山越岭，排除了不少困难。这天，师徒四人越着秋风凉爽，多赶了一些路程，不觉天色已渐渐黑了下来。

《西游记》——用药如用兵

保送唐僧一路，克服重重险阻，到达西天。再看一下，一个处方里，"臣""佐""使"，都可以调换。但是君药不能换，君药换了，这个处方就不能叫某某方加减了。所以大家想想，西游记里九九八十一难，孙悟空不在的时候，那一定是打败仗的。

中药的复方应用是一门艺术，是中医药王国的宝中之宝。其灵活应用的妙处就在于兼容诸药、和谐互补，更在于它的因人制宜、变化无穷。

方剂深奥，但并不神秘。古往今来，中国名医如群星灿烂，中医临床名方验方数不胜数，一段段起死回生的动人故事广为流传。

如今中药的使用不再是一家一户、一村一寨，中药正在走出国门。中药的制作也不再限于丸散膏丹。

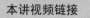

本讲视频链接　　本讲音频链接

中振说本草

第六讲

中药成药

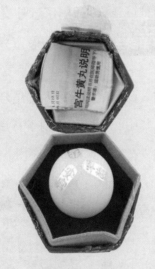

同仁堂安宫牛黄丸

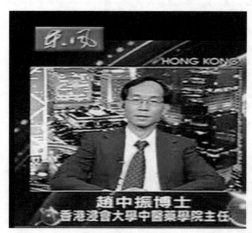
接受香港电视台采访

2002 年发生了这样一件事。一天下午我正在上班，香港电视台的人打电话让我接受一个采访，是一个紧急的事件。凤凰卫视以前有一个名主播叫刘海若，2002 年在英国出了意外交通事故，受伤很严重，英方判定为脑死亡。后来，北京宣武医院的医生赶到了伦敦，把刘海若接到北京。此后采用了中西医结合的治疗手段，中医方面，使用了针灸、中药。其中，中成药用到了安宫牛黄丸。因此那天录像时，电视台请我讲一讲"安宫牛黄丸"的作用。

安宫牛黄丸是一个大处方，差不多有二十味中药组成。其中有一些开窍醒神的中药，包括麝香、牛黄。虽然其中涉及一些濒危动植物的品种，但这里跟大家申明一点，在国家现在规管的范围内，有些指定的药厂还是允许使用的。今天我在这里也带来了一些常用的中成药，给大家看一看国

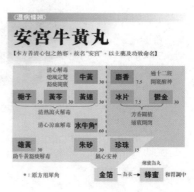
安宫牛黄丸方解
（出自《百方图解》香港版）

宝。这个就是"安宫牛黄丸"。刘海若后来不但恢复了语言的技能，而且还能够行走，这是中医药综合治疗的一个奇迹。

麝香到底是什么？

麝香，气香浓烈而特异，故有"有麝自然香"这一说法。麝香来源于麝科动物林麝 *Moschus berezovskii* Flerov、马麝 *Moschus sifanicus* Przewalski 或原麝 *Moschus moschiferus* Linnaeus 成熟雄体香囊中的干燥分泌物。雄性麝鹿以麝香标记领土并吸引雌性求偶。野麝多在冬季至次春猎取，猎获后，割取香囊，阴干，习称"毛壳麝香"；剖开香囊，除去囊壳，习称"麝香仁"。家麝直接从其香囊中取出麝香仁，阴干或用干燥器密闭干燥。

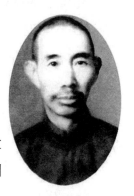

曲焕章

古方已有之

2015 年 9 月 3 日，在北京天安门广场举行了盛大的"纪念中国人民抗日战争暨世界反法西斯战争胜利70 周年阅兵式"。在抗日战争中，有一场著名的"台儿庄战役"，有一个爱国的中药界商人，云南的曲焕章先生，可以说他是位民族英雄。当时曲先生捐赠了三万瓶云南白药。说起云南白药，真是神奇，里面还有一个红红的颗粒，叫保险子。就是这个不起眼的药粉，在前线治疗外伤时疗效极佳。它起源于彝族药，本来是治疗跌打损伤的。曲焕章先生经过自己的发明改造，形成了品牌，不但在抗日战争中发挥了作用，如今在一般市民的保健当中依然发挥着巨大作用。

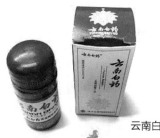

云南白药

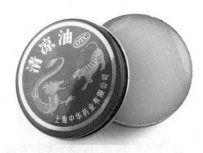

清凉油

方与剂相依

复方、方剂，这两个词，一般人经常把它们混用。其实二者还是有区别的。所谓方剂，方，是指它的组成；剂，是指它的剂型。据张仲景《伤寒论》所载来看，在汉朝，已经出现有13种剂型，也就是我们常讲的"丸、散、膏、丹"等。那现在有多少种剂型呢？现在西药有多少剂型，一般中药基本上也有多少剂型，包括薄膜剂、注射剂等中药都有涉及。

再讲一个大家更熟悉的例子。清凉油一定都用过，治疗蚊虫咬伤等。清凉油由东南亚著名的爱国商人胡文虎、胡文豹兄弟创制。如果大家听了几个小时的课犯困、打瞌睡，抹一点清凉油在太阳穴或人中穴上，一定有很好的效果。

丸散膏丹多

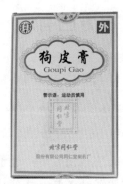

狗皮膏

膏药，这个大家用过没有？虽然现在大部分人可能没用过，但大家常说一句话："卖狗皮膏药的。"这里有一点蔑称的意思，我想在此要为狗皮膏药正名。狗皮膏药是个非常好的药。为什么叫狗皮膏药？最初外边这层载体是用狗皮做的。熬这个膏药，要用非常好的材料，要用香油（芝麻油）来熬。狗皮膏药我自己是非常喜欢用的。我喜欢跑步，跑步易出现一些软组织损伤；无论关节还是腰背痛，贴上以后很快见效。膏药是一个非常好的剂型，也是中药的一个传统剂型。不过最近我听说这个膏药不生产了，可能是利润不大。但是我建议这个剂型还是应该恢复的。

丸剂一般有什么作用？中医有一句话"丸者，缓也"，治疗一些慢性疾病，长期服用，用"丸"比较好。如牛黄清心丸，是用金箔来包衣的，是清心火的一个成药。还有一种就是汤剂，中药讲的那种"大锅汤"。"汤者，荡也"。遇到一些急症，比如感冒，熬了"麻黄汤"以后，喝下去，效果又快又好。

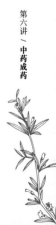
保婴丹

丹剂，比如像香港治疗小儿疾病的"保婴丹"。顾名思义，这个名称已经道出了它的功用，保养婴儿的丹剂。

片剂，二三十年前的糖衣片，可能你吃一颗，大概三分之二是滑石粉。现在的片剂已经有了很大的改进。里面都是药粉，外面只有非常薄的一层包衣。

夏日暑热暑湿很重，有一个十分常用的药——藿香正气散。记得当初浸会大学中医药学院说要在教学部放置一个急用的小药箱，我就推荐了藿香正气。特别是针对夏天有一些肠胃不适，包括泻痢，服用以后，效果非常好。正因为这个药好，现在出现很多不同的剂型。泻痢用片剂会比较好。我带学生上山备上藿香正气水，以防有的人突然中暑，喝了以后中暑的症状马上就能得到缓解。还有胶囊剂，随身携带很方便。

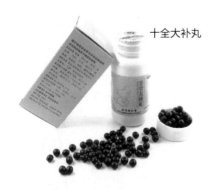
十全大补丸

藿香正气也要注意

　　尽管藿香正气散常在暑天的暑病中应用，但一般却被视为化湿解表药，它的适应证以暑季感寒或伤于寒湿或贪凉饮冷而出现的胃肠型感冒以及寒湿中阻的急性胃肠炎为主，实属寒湿之邪为患。对于面红耳赤、大汗出、口大渴的中暑热证，并非所宜，需要注意。

剂型常思变

　　近年来涌现出一些新剂型，如颗粒剂（免煎中药），在台湾地区叫"科学中药"。我对这个名字持一点保留态度，不是说这个剂型不好，而是，如果说这个是科学中药，其他的剂型是不是就不科学了呢。经常有人问我，颗粒剂和饮片哪一种好？我的回答是：不能简单定论，颗粒剂有一点像速溶咖啡，在海外市场用得更多。

　　我举个例子，方便面是什么时候出现的呢？大概的年龄跟我差不多。在 20 世纪 50 年代末，1958 年，在日本开发的，被誉为是传统面食工业中的重大突破。请问一下大家方便面有什么新的技术吗？并没有。加热、干燥、保鲜、调料浓缩、密封包装，综合起来这些技术就是创造。发明人的高明之处在哪呢？他把当时的一些最先进的技术组合在一起。日本是不产小麦的，本身也没有吃面食的习惯。但是他们把这些先进的技术综合到一起，使面食以新的面目出现在市场上。现在方便面的产量是多少呢？一年是 70 亿包。70 亿，这个数字代表什么？全球几乎每个人要消费一包。方便面也好、颗粒剂也好，它携带方便、使用方便。我们应该重新认识，对它的疗效、它的特点重新摸索。我想这也是方便面带给我们的启示。

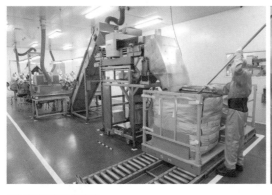
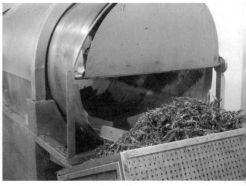

手工作坊式的中药炮
制正向自动化转型

下面我再举一个例子"冠元颗粒"。这是中国内地制造的，在日本
中成药销量目前排名第一。它的组成是什么呢？是我们内地一个非常
有名的活血化瘀方"冠心II号"的改造方。后来以颗粒剂的方式生产
出来。

目前，中国的中药已经走出了传统小作坊的生产方式。中药的产业
化已经成为一个大的趋势。中成药在整个国民经济中所占的产值比重也
在不断增加。

在中国内地，《药品生产质量管理规范（2010年修订）》（以下简称
新版GMP）已于2010年经卫计委审议通过，自2011年起施行。

凡新建药品生产企业、药品生产企业新建车间，均应符合新版GMP
要求。现有药品生产企业血液制品、疫苗、注射剂等无菌药品的生产，
应在2013年前达到新版GMP要求；其他类别药品的生产应在2015年
前达到新版GMP要求，未达到新版GMP要求的企业（车间），在上述
规定期限后不得继续生产药品。目前通过新版GMP认证的企业（车间）
已经超过了5000家。

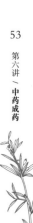

谈到中成药，疗效好，使用方便，容易携带。不但中医用，西医也在用。千家万户的百宝小药箱中均可找到中成药的踪影。中成药也将是中医药走向世界的重要载体。

传统的技艺要保留，现代的技术要吸收。中药的小作坊时代已经成为过去。中药 GMP 推动了大健康产业的发展。

"药材好、药才好"。要保障中医临床疗效好，必须把好中药质量关。

本讲视频链接　　本讲音频链接

中振说本草

第七讲　中药鉴定

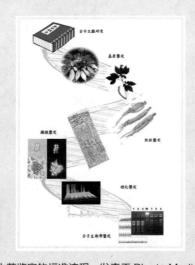

中药鉴定的标准流程，发表于 Planta Medica

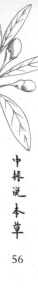

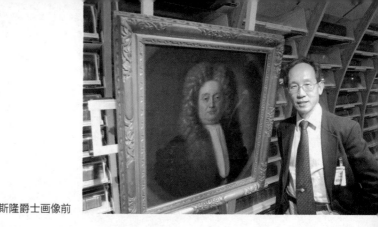

作者在斯隆爵士画像前

1993 年，欧洲一个著名的杂志《柳叶刀》（Lancet），有一篇报道。讲的是关于当时欧洲很流行的一个中药胶囊，患者服了以后，导致肾癌。原因是组方中误将汉防己替换成含有马兜铃酸的广防己，继而又发现木通也有类似问题，木通被换成了含马兜铃酸的关木通。后来，这个报道流传很广，索性又出现了一个词，叫"中草药肾病"。中药里面，木通也好、防己也好，究竟是治病的好药，还是给人造成伤害，导致癌症的杀手？

试手问到底

根据这个情况，在 2015 年 5 月我去了一次伦敦。伦敦的市中心有一个斯隆爵士广场（Sloane Square）。为什么叫斯隆爵士广场呢？300 年前，英国的一个医生，也是一个收藏家叫斯隆爵士。在他去世的时候，将自己毕生所藏的七万多件文物捐献给了政府。条件只有一个，建一个博物馆，贡献给社会。英国政府答应了他的要求，并通过社会发彩券的方式，建立起了博物馆。这家博物馆就是大家都知道的大英博物馆。后来因为博物馆越发展越大，最后一分为三，分为伦敦自然历史博物馆（Natural History Museum）、大英博物馆（British Museum）和大英图书馆（The British Library）。我这次去的就是大英博物馆的前身，伦敦自然历史博物馆。

这里我最关心的不是斯隆爵士的故事，反而是博

伦敦自然历史博物馆

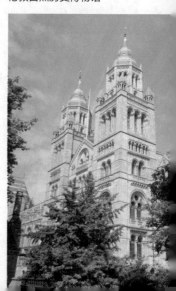

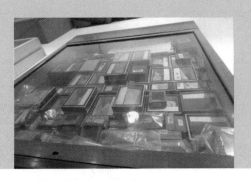

伦敦自然历史博物馆
所藏中国古代药材

物馆里面的一批 300 年前从中国收集去的中药。因为他们自己一直没能鉴定出来，得知我是做中药鉴定的，就邀请我过去做鉴定。那里的中药标本，一共有 93 种。我在那儿待了大半天的时间，鉴定出了 85 种，大部分都是当时中国市场上流通的，也有一些是从东南亚传过去的药物。其中最引起我注意的，有一种就是中药木通。为什么这批文物重要？因为它是一个客观的依据，说明 300 年前中国市场上究竟用的药材是什么，或者说中国当时流通到英国的"木通"是哪一种。我鉴定的木通来源是木通科的木通，*Akebia quinata* (Thunb.) Decne.，也即是中国历史上正宗的那种木通。我们再看一看欧洲市场上最近用的木通是哪一种呢？经过鉴定，现在欧洲市场上用的木通，并不是我们传统所用的木通科的木通，而是马兜铃科的关木通 *Aristolochia manshuriensis* Kom.。关木通里面含有马兜铃酸，而我们传统用的木通，本身是不含有马兜铃酸的。后来我把整个市场上凡是叫木通、防己的中药都收集来，一共有 9 种。这里边真正含有马兜铃酸的，其实只有两种。换句话说，另外几种，是蒙受了不白之冤。

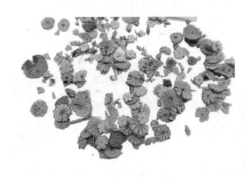

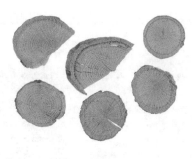

古代的木通　　　　　　　　　　　关木通

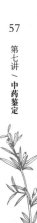

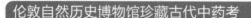

伦敦自然历史博物馆珍藏古代中药考

经实地考察，鉴定了珍藏于英国伦敦自然历史博物馆的一批古代中药饮片。这些珍贵的文物，是斯隆爵士藏品的一部分。近百种的中药标本，客观地记录了300年前中药商品的实际情况。这些宝贵的数据，对于研究中药品种的沿革与变迁、中药炮制与饮片的历史，探索大航海时代东西方的药物交流史都极具参考价值。

补牢犹未晚

造假药是人们深恶痛绝的。坊间有一个源于佛教的说法，是谁干了坏事，死后会被打入十八层地狱的。十八层地狱是干什么的吗？十八层地狱就是惩治坏人的。这幅用琉璃砖烧成的十八层地狱图在香港地区的慈云山，描绘的是十八层地狱各层不同的分工。如果得罪了君王，那是罪孽深重，要把他打入十八层。其中第十层就是惩治做假药的，上面写的是："十层：灌药地狱：私照假药、出售迷幻药剂、误人病情、视人命如草芥、罪恶滔天、死后应受灌药苦刑。"这里我想说的是，要想根绝、根治做假药的，光靠诅咒是解决不了问题的。我们要靠什么？要靠发展技术、鉴别真伪，同时要加强法制、加强规管，只有这几种措施多管齐下，问题才能得到解决。

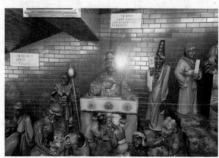
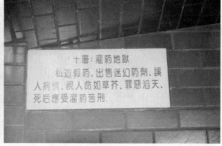

原来十层地狱是专门惩治造假药的

论病细穷源

中国古代的中药混淆品种很多。例如凌霄花和洋金花。洋金花就是让李时珍尝了以后，翻肠倒胃、神志恍惚的曼陀罗。来到香港以后，让我印象特别深的第一个事件是，当时香港浸会大学中医药学院一位非常有名的奠基教授说："赵博士，你来看一看，我这个处方有什么问题。"我一看处方中君、臣、佐、使开得条目清晰，一点问题都没有。那是个治抑郁的处方，里边有一味凌霄花。我又问老先生，病人用的药还有没有。幸好那个病人抓的药还保留着，我拿着那个药一对处方，不禁倒吸一口凉气，里边没有凌霄花，出现的竟是洋金花。虽然二者外形看着差不多，但实际上完全是两种不同的药，用错了药可是会出人命的。

洋金花是什么药？

又叫曼陀罗。传说李时珍为寻找曼陀罗而尝了这种草药。相传华佗的麻沸散中就有曼陀罗，能起到与麻醉相关的作用。洋金花具有毒性。我们学校天台小药园也栽种了一点洋金花。记得一次实验课上一位同学实在好奇伸手摸了摸洋金花的花瓣，还没到下课，两根手指就发红，感觉痒了起来。赶快去用凉水冲洗了很多遍，才慢慢褪了下去。

为什么中药会出混淆问题呢？有的是地理的原因。中国幅员辽阔，有时南方的用药习惯和北方不一样。我们现在常用的板蓝根冲剂，南方用的是南板蓝根，基原植物为爵床科马蓝 *Baphicacanthus cusia* (Nees) Bremek.，北方用的是北板蓝根，基原植物为十字花科菘蓝 *Isatis indigotica* Fortune，两

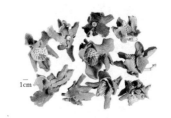

1cm

夜合花

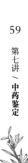

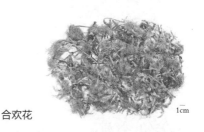

合欢花

1cm

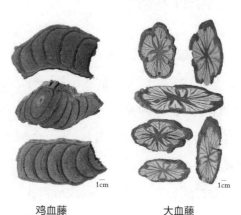

鸡血藤　　　　　大血藤

1cm　　　　　1cm

个是来自于不同科属的植物。再比如说我们常见的木兰科夜合花 *Magnolia coco* (Lour.) DC.，入药又叫合欢花；豆科合欢花 *Albizia julibrissin* Durazz. 有另外一个名字，入药又叫夜合花。名称的原因导致了临床用药的张冠李戴，造成混乱。又比如鸡血藤和大血藤，都是茎藤类的药，看起来外形差不太多。鸡血藤的基原植物为豆科密花豆 *Spatholobus suberectus* Dunn，大血藤的基原植物为木通科大血藤 *Sargentodoxa cuneata* (Oliv.) Rehd. et Wils.。这两味药在香港地区，包括在中国南方的药材市场上经常被用错。此外，还有一些文字的原因。比如三七是五加科植物三七 *Panax notoginseng* (Burk.) F. H. Chen 的根，外形是铜皮铁骨。而在香港市面上流通的川三七，是百合科开口箭属植物 Tupistra sp. 的根茎。川三七和三七一字之差，但功效大不一样，川三七里面含有强心苷类成分，吃了以后会导致一些副作用。

青出于蓝的青黛

青黛是药，也是染料。它是爵床科植物马蓝 *Baphicacanthus cusia* (Nees) Bremek.、蓼科植物蓼蓝 *Polygonum tinctorium* Ait 或十字花科植物菘蓝 *Isatis indigotica* Fort. 的叶或茎叶经加工制得的干燥粉末或团块。需要经过长时间浸泡、沉淀、去除碎渣、晒干，才能形成质轻，易飞扬，可黏手黏纸的蓝色粉末。即所谓青出于蓝而胜于蓝。

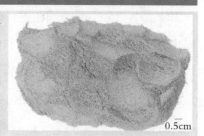

0.5cm

青黛

古法为今用

有一些药依靠性状便可以鉴别出来，还有一些药，光用性状鉴别是解决不了的，比如说丸剂。我想起来一段故事，大概是 1994 年，我在日本汉方研究中心工作的时候，有一天日本青森县的警察署长打

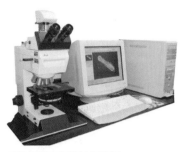

显微摄影和图像处理设备

电话找我。我向来是奉公守法，警察署长找我干什么呢？他说："赵先生，有一件事情拜托您帮个忙。现在有个韩国人，在日本市场上卖一种大丸药。他说这个丸药卖得太贵了，就这么一个大蜜丸卖到多少钱呢？五万日元，差不多三千多港币吧。请帮助看一看丸药组成是什么？是真是假？"对于这种药肉眼很难看出来，怎么办呢？放在显微镜下看，丸药里有什么药材可以非常清晰的看到。我看后鉴定这个药是什么呢？就是十三太保——人参养荣丸。1998 年中国药典委员会组织编著了一部《中国药典显微鉴别图集》，约我做主编，这篇人参养荣丸的报告也被收到那本书里面。

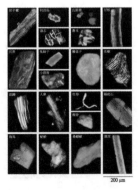

至宝三鞭丸部分组成药物在
偏光显微镜下的特征

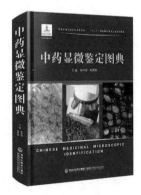

《中药显微鉴定图典》

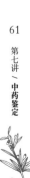

红楼梦中的人参养荣丸

　　林黛玉进贾府之时，贾府众人见黛玉身体面庞怯弱不胜，似有不足之症，因问是否时常服药。黛玉就说她是从会吃饮食时便吃药，至今未断，如今还是吃人参养荣丸。人参养荣丸正是温补气血之品，可用于心脾不足、气血两亏、形瘦神疲、食少便溏、病后虚弱。方中有人参、白术、茯苓、炙甘草、当归、熟地黄、白芍、炙黄芪、陈皮、制远志、肉桂、五味子，辅以蜂蜜、生姜及大枣，搓成大丸。

　　随着科学技术的发展，中药的鉴别手段也在逐渐提高。"道高一尺魔高一丈"，或者说"魔高一尺道高一丈"。现在的鉴别手段，除了传统经验的鉴别以外，还有一些其他的技术。我把它归纳成了下面这个鉴别流程，包括传统文献研究、中药的原植物研究、药材的性状鉴别、药材的显微鉴别、药材的指纹图谱，还有分子生物学的手段。

　　澄清中药品种混乱，是李时珍编著《本草纲目》的初衷。中药鉴定是绵延千年尚未解决好的历史难题，是中药标准化与国际化的第一步，也是中药研究的重点课题。

　　随着中药鉴定手段的更新与进步，"丸散膏丹，神仙难辨"的时代正在成为过去。

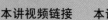

本讲视频链接　　本讲音频链接

中振说本草

第八讲

名贵药材

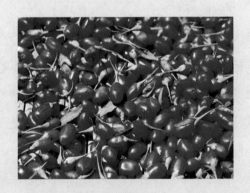

新鲜枸杞

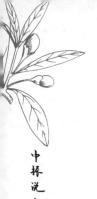

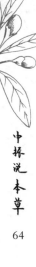

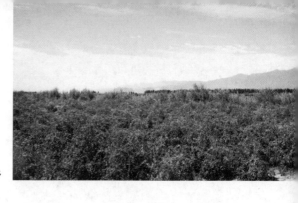

贺兰山麓枸杞乡

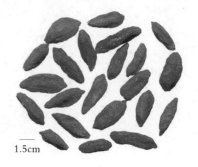

——
1.5cm

枸杞

开讲之前我先问大家几个问题，吃过中药没有？吃过！买过中药吗？买过！买过假药吗？我买过假药！

再请大家回答几个问题。如果你回答不上来，或者讲不出为什么，那就一定会买到假药。枸杞子，大家都知道。2015 年 8 月 30 日，电视台报道很多人到新疆、青海哄抢黑枸杞，很多人都在关注。那么，买枸杞，买长的好、买圆的好？买红的好、买紫的好？买硬的好、买软的好？为什么？

我曾经写过一篇文章《贺兰山下枸杞红》。"宁夏枸杞甲天下"，宁夏枸杞偏长一点，新疆枸杞是偏圆的。枸杞的有效成分是多糖，不是寡糖，所以它不是特别甜。那么是硬的好、还是软的好？如果里面含寡糖多，那是偏软的，所以偏硬一点的好。颜色方面，有些枸杞很鲜红，大概是在产地用硫黄熏过的，所以颜色是偏紫一点的好。黑枸杞是枸杞的一个品种。有些人说里面含的花青素多；但含花青素多的植物有很多，大家不要盲目地去相信。我

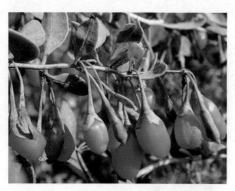

宁夏枸杞（果枝）

十年前指导一个博士研究生专门做枸杞的研究，也做过与黑枸杞的比较。我这里不否定黑枸杞的功效，但是我们应在保障植物资源可持续利用的前提下开发利用，千万不要去哄抢、去破坏自然资源。

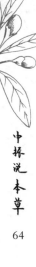
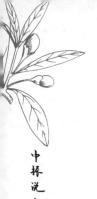

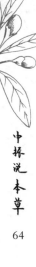

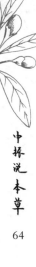
64
中振说本草

物以稀为贵

这里要澄清一个概念，名中药不一定是贵中药，枸杞子一定不是贵的。现在新疆、宁夏大量地栽培，完全可以满足市场需要。

枸杞

枸杞之名可谓家喻户晓，其可药食两用，近年在国内外市场很受欢迎。在药店、超市、餐馆可以见到以枸杞子为原料生产的中成药、糕点、饮料、茶、酒等；不过，若问起枸杞的身世，枸杞成长走过的崎岖之路，枸杞未来开发的潜力，就不一定人人都能说得清了。

近年，随着人类回归大自然热潮的兴起，天然健康食品成为新时代的宠儿。欣闻现在枸杞子已经出口到了六十多个国家和地区，愿贺兰山下粒粒晶莹的红宝石，能放射出更加夺目的光彩。

我要再提一个比枸杞子名气大得多的中药，可能是现在中药里面要价最高的——冬虫夏草。在香港地区市场上冬虫夏草多少钱一公斤？二三十万港币，还不一定能买到真的。内地的情况也差不多。冬虫夏草，既是虫又是草，地下部分是虫、地上部分是草；冬天是虫、夏天是草。如果冬天去挖，可能看到那个虫还在蠕动呢。

其实冬虫夏草在历史上并不太有名。一个云南的朋友告诉我，他们云南的冬虫夏草也不错，是《本草纲目》里面说的。我告诉他《本草纲目》里可没有写冬虫夏草呀。李时珍是做了很大的贡献，但是不要把所有的药都算在李时珍那儿。真正对冬虫夏草感兴趣的是谁呢？是一位清代

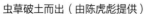

虫草破土而出（由陈虎彪提供）

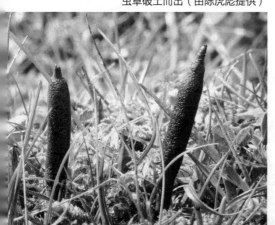

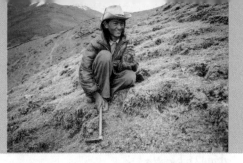

藏族同胞挖出虫草
（由陈虎彪提供）

的怪异作家——蒲松龄。蒲松龄写《聊斋志异》时写过冬虫夏草，而且还有配诗。"一物竟能兼动植……变化生成一气通"。50 年代的时候，一盒香烟就能换一公斤冬虫夏草。我父亲是西医，曾经带回几根冬虫夏草来，我小时候拿冬虫夏草当玩具。冬虫夏草在那个时候数量挺多的，60年代冬虫夏草的价钱绝不比天麻高。为什么冬虫夏草现在价钱日趋攀升呢？物以稀为贵啊。大家可以去查一查中国古代的医书，哪个处方中有冬虫夏草啊？都没有。冬虫夏草原来是西藏地区药用的，我不否认它的药用价值，但是我们不要将它传的神乎其神。

这条冬虫夏草像不像虫？非常像。我再给你拿一条更像的，这两个像双胞胎一样。这两个是用模具做出来的塑料的，你拿一百条，一百条一样，所有的性状鉴别特征都有。我这边放了 8 种冬虫夏草，有的是真的，有的是混用品，有的是人为造假的。冬虫夏草地上部分是菌，就是草的部分，一到春天冰雪消融的时候就显露出来。主要鉴别是看什么呢？是下面这个虫体。一个比较

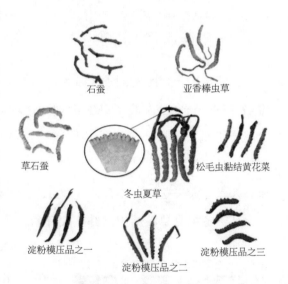

石蚕

亚香棒虫草

草石蚕

冬虫夏草

松毛虫黏结黄花菜

淀粉模压品之一

淀粉模压品之二

淀粉模压品之三

冬虫夏草及其常见的混淆品

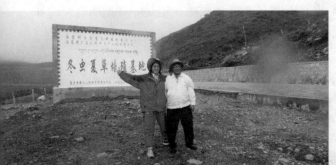

作者与中国台湾的张永勋教授在海拔 3500 米以上的冬虫夏草培植基地考察虽值盛夏，全副武装，仍被冻得瑟瑟发抖

明显的鉴别特征就是它下面的8对足。如果把它折断，中间有一个"V"字形的腔肠。很多用面粉或者淀粉造假的冬虫夏草都没有这个特征。中国北方有一种腌的咸菜叫甘露，植物学上叫草石蚕（甘露子，*Stachys sieboldii* Miq.），唇形科的植物。它晒干了以后也类似冬虫夏草的虫体部分，有些人就拿来冒充冬虫夏草。再有现在市场上卖的很多的一种，叫虫草花，其实是一种用发酵方法培养出来的。二者是什么就应叫什么，不要往一起混，那才叫挂羊头卖狗肉呢！

妄图好虚名

　　发菜——中药有的时候名字起的好听也会引来"杀身之祸"。由于发菜和"发财"音相近，广东人就图这个吉利，一到过年的时候煲汤都要放发菜。发菜本身产在中国西北宁夏地区。很多人把它薅（音hāo，拔的意思）来，但拿耙子薅地会破坏生态环境。我这里的两个发菜，一个是真的，一个是假的。怎么来判别？放在手里体会一下手感。真的发菜是一种菌类低等植物（念珠藻科发菜 *Nostoc flagelliforme* Born. et Flah.），上面有小叶子。假的发菜是琼脂做的，摸起来是硬硬的。

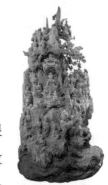

千金一缕香

　　沉香这些年的价钱也是很高的。香港地区发生过很多郊野砍树偷盗的事件。沉香珍贵在哪里呢？既可以做药材，又可以做雕材，还可以在寺庙里做熏香，集几个

沉香木雕三十三观音

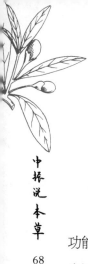

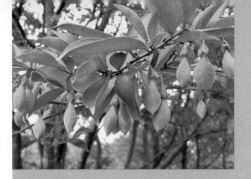

白木香 *Aquilaria sinensis*（Lour.）Gilg 原植物

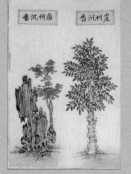

《本草品汇精要》中
崖州沉香和广州沉香图

功能于一身。现在很多人喜欢手串，我这里拿了两个沉香的手串。大家能告诉我这两个手串有什么区别吗？色泽不一样，掂一掂两个重量也是不一样的。这两个手串都是真的。要说假，也有一些。沉香、沉香，入水而沉，这是区分沉香等级的一个基本标准。沉香药用的是什么部位呢？沉香树被虫蛀以后，植物体出于自我保护，分泌出一些树脂。现在很多所谓沉香，声称是真的，真在哪里？用的确实是沉香木，但却是把树上没有分泌树脂的木质部拿来售卖。市面上有很多卖沉香手串的，怎么分辨判断：看它的重量，闻它的气味。这都是一些鉴别指标，供大家来参考。

只为千腋裘

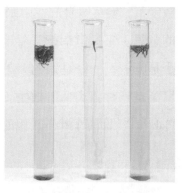

红花、番红花入水后的现象

　　西红花，又名番红花（鸢尾科番红花 *Crocus sativus* L）。"番"代表它是外来的，"西"说明是西边来的。别称还可以叫"藏红花"，听名字以为是西藏产的。西藏根本不产，真的产地在欧洲地中海沿岸。它为什么贵？因为一朵花中药用的就只是中间花的柱头，所以非常贵。大概16万朵花才能出1公斤的药。现在市场上，很多人用红花来冒充番红花。这里告诉大家一个简单的鉴别方法，番红花拿两三个柱头，放到水里面，真正的番红花能停上差不多5分钟，你会看到有一条黄线垂下来。如果是红花，它会把那个水都染成这种红色，而且是弥漫式的。

刚才我还拿上来一对羚羊角。《药性赋》里面寒性药的第一个就是犀角，第三个是羚羊角。"犀角解乎心热，羚羊清乎肺肝"。

羚羊角

羚羊角的鉴别方法

羚羊角有平肝息风，清肝明目，散血解毒的功效，其饮片有镑片及纵片两种，前者为横切薄片，呈类圆形，中央可见空洞；后者为纵向条状薄片。鉴定羚羊角可以通过以下四个特征，即"无影纹""骨塞""通天眼""水波纹"。"无影纹"指羚羊角的尖部，质嫩者可透见红色血丝或紫黑色斑纹，无裂纹。"骨塞"指羚羊角基部内坚硬而质重的角柱。"通天眼"指羚羊角上部无角塞，中空，对光透视，上半段可见一条细孔道直通角尖。"水波纹"指羚羊角基部，有 10～20 个隆起的波状环脊，握之合把，有舒适感，又称合手。

接下来我再给大家举一个例子，石斛。这里的几个石斛有大、有小。来看看这个石斛这么大。是把石斛缠绕在一起了，如果把它展开有 1.5 米长。这个像什么？像不像条马鞭，所以它叫马鞭石斛。按一般的消费心理大家买东西的时候往往喜欢捡大的买。石斛可不是这样的。当然小的也不一定意味就都是好的。但好的铁皮石斛是比较小的，缠绕成螺丝一样的形状。石斛有一个比较简单的鉴别方法。放在嘴里尝一尝，如果尝到的黏液比较多，是好的石斛。大家有时会问，赵博士你讲课一讲几个小时，也不会口干吗？透露一个秘密，我在休息的时候，会含一点石斛。

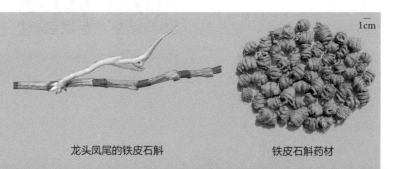

1cm

龙头凤尾的铁皮石斛　　　　　铁皮石斛药材

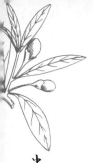

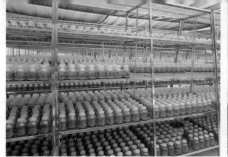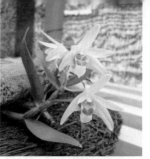

大棚栽培的铁皮石斛　　　　　铁皮石斛的花

石斛释名

斛原本为一种古代度量衡器具，的确很难直接和石斛药材或原植物联系到一起。古代常用容量单位由小到大有升、斗、斛（石）、釜、钟，自秦汉开始它们之间都是十进制，且通常认为"斛"和"石"相通。南宋末年改成五斗为一斛；日常生活中，"斛"使用较少，"斗"使用最多，故民间有"车载斗量"之说法。石斛有一个商品名，叫作枫斗，此名称最早记录在清代赵学敏所著之《本草纲目拾遗》中，但为何如此称呼，书中亦未作解释。

有人推测石斛采收适逢枫叶泛红的金秋季节，故枫斗一词中的"枫"字源于此，而且，"枫"与"丰"谐音，蕴含喜获丰收之意。"斛"字较难写，故有人将"斛"的角部去掉，这种书写药名时的漏笔现象，在旧时中药行业较为多见，于是石斛就有了枫斗的俗名。随之而来的是，铁皮石斛的加工品被称作"铁皮枫斗"，紫皮石斛的加工品被称为"紫皮枫斗"。

石斛是继天麻之后，又一类成功栽培的兰科植物。现在，在众多的石斛栽培基地，一颗颗小苗茁壮生长，一片片石斛大棚覆盖大地。愿美丽兰花遍放中华，良药石斛永远造福世人。

神农尝百草的传说道出了中华民族祖先寻找中药的最初途径。一个"尝"字，生动地描述了经验鉴别在中药材鉴定中的重要作用。经验鉴别凝聚了千百年来中医药界前辈的宝贵经验。

《难经》云："望而知之谓之神。"无论过去、现在与将来，中国内地还是海外，经验鉴别都是能有效解决中药鉴定问题的基本方法。而中药的名称是中药标准与鉴定的基础。

本讲视频链接　　　本讲音频链接

中括说本草

第九讲

分类命名

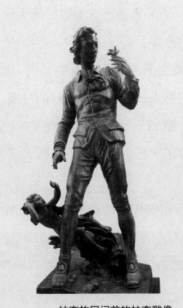

林奈故居门前的林奈雕像

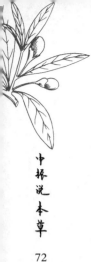
这是人参，一棵
野生人参。不要看它
个头比较小，已经生
长了几十年。再看看

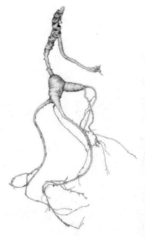

人参药材

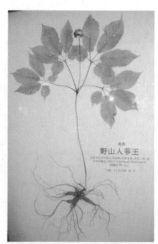

珍贵的北美野生西洋参标本

这边比较大的，却是假的，是工艺参。这上边的芦头代表人参的年龄，
一环代表增加一年。这棵这么多，但仔细看中间有接头，其实是用胶黏
的；如果放到水里一会儿就会断开。人参有生长纹，那工艺参的生长
纹是怎么来的呢？有不法的商人，趁着人参新鲜的时候，拿线在上面缠
绕，干了以后，把线除去，就留下了这个纹。接下来放在高锰酸钾里，
泡过以后黑纹想去都去不掉了。告诉大家，不是教大家怎么去造假，是
要去识别真伪。

我们这个盘子里有很多和参相关的药材，有什么呢？大家看一看，
有西洋参（American ginseng），俗名花旗参。旁边的是红参，又叫高丽
参。还有太子参、苦参、党参、还有三七，这些"参"之间有什么关
系？是不是叫"参"的都是一个家族呢？有的人同意，有的人不同意。
那么，海参呢？为什么要说这个问题？"十八反"里面说"诸参辛芍叛
藜芦"，藜芦和各种参都不能一起用。那有人说了，党参是不是也和藜芦
相反呢？"十八反"是金元时期提出的。党参是什么时候才有记载？在清
代赵学敏的《本草纲目拾遗》里才有的。所以，"十八反"应该和党参没
有关系。人参这味好药两千多年前就开始用，后来山西上党的人参没了，

怎么办？就地取材找到了一种参，有类似的补益功效，外形又与人参相近，就是党参。但是党参与人参是完全不同家族的。药物的命名是本集要讨论的问题。

知药名为本

中药的命名有很大的学问，也有很多的乐趣。以颜色命名的，青、赤、黄、白、黑，如青皮、红花、黄芩、白芷、黑大豆或者是玄参。

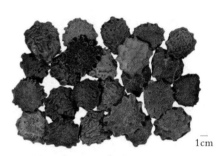

木鳖子

以性味命名的，酸、苦、甘、辛、咸，酸枣仁、苦参、甘草、辛夷花、咸秋石。在植物分类系统里面，这种命名合不合理呢？

有时候命名也会引起很大的争议，比如"牛膝""狗脊"。日本人也用汉字，当他们看到"牛膝""狗脊"的时候，很多动物保护组织的人出来抗议，说你们把牛的膝盖、狗的脊椎都拿来做中药，有点太残酷了。而我们熟悉中药的人都知道并不是真的牛膝盖和狗脊椎。还有一些名称写的不够科学也不够准确的。"木鳖子""番木鳖"这两个是不是一个东西呢？"番木鳖"是马钱子（马钱科马钱 *Strychnosnux-vomica* Linn.），而木鳖子是葫芦科的植物木鳖 *Momordica cochinchinensis* (Lour.) Spreng.，很多人将两种误用了。再比如像"九死还魂草"，就是有点夸大功效了。

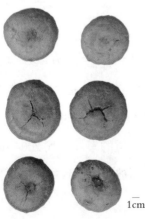

马钱子

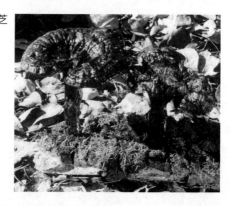
紫芝

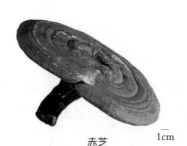
赤芝　1cm

　　那我们反过来看两千多年前的《神农本草经》，其中的内容是不是都很准确呢？现在市面上我看见一个商品，声称是五色灵芝。打的招牌就是：《神农本草经》里就有的五色灵芝。从植物分类上仔细考证一下，哪有五色灵芝啊！真正的灵芝就两种，一种是赤芝、一种是紫芝；其他是蘑菇类的。如果坊间传闻说哪儿发现一个千年灵芝特别大，按比例这个灵芝真是抱都抱不过来。这可不是灵芝，这叫树舌 [多孔菌科平盖灵芝 *Ganoderma applanatum* (Pers.) Pat]，树上长出的舌头。也就是没有菌柄的，它不是灵芝。

　　《神农本草经》中的365种药，确切地讲，那叫365类。古人讲的"种"的概念和我们现代并不是完全一样的。举个例子，我们现在用的"苍术"与"白术"古人并不分，古人讲的就是"术"。它指的是苍术的作用还是白术的作用呢？现在仍有争议。

南辕竟北辙

　　如今大名鼎鼎的青蒿素，字面上看应该是从青蒿里面提取出来的。如果大家按现代的概念去找青蒿，去提取，一定没有青蒿素。为什么？因为古人指的抗疟的那种植物是黄花蒿，不是青蒿。*Artemisia annua* L. 叫黄花蒿，是现代分类的概念，所以古今药名确实需要一个核实考证的过程。

　　我再举一个发生在香港的例子，是个非常严重的事件。我 2004 年亲自参加过这个事件的处理。就是由于别名相同而被混用导致中毒的事件。

有一味民间草药叫"白毛藤"。顾名思义，"白毛藤"表面一定是毛茸茸的。原植物应该是哪一种呢？是茄科的白英 (*Solanum lyratum* Thunb.)。但是马兜铃科的绵毛马兜铃 (*Aristolochia mollissima* Hance) 有一个别名也叫白毛藤，是含有马兜铃酸的，服用后出现了药用安全事故。

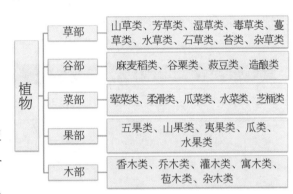

植物	草部	山草类、芳草类、湿草类、毒草类、蔓草类、水草类、石草类、苔类、杂草类
	谷部	麻麦稻类、谷粟类、菽豆类、造酿类
	菜部	荤菜类、柔滑类、瓜菜类、水菜类、芝栭类
	果部	五果类、山果类、夷果类、瓜类、水果类
	木部	香木类、乔木类、灌木类、寓木类、苞木类、杂木类

《本草纲目》的植物药分类体系

纲目点迷津

《本草纲目》在历史上一个突出的贡献是什么呢？就是植物的分类。因为李时珍的分类系统和他之前所有的本草书都是不一样的。他追求的是一种自然的分类系统，而不是说按照《神农本草经》规定的上、中、下三品。因为上、中、下三品这种分类是按照药性分类。很多情况下是把植物、动物药给放在一起了。而李时珍的分类跨越了一大步，以草部、谷部、菜部这样来分类。现在我们看来植物亲缘关系非常相近的一些植物，例如当归、川芎、蛇床

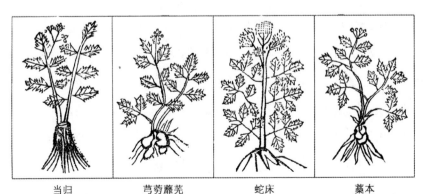

当归　　　芎䓖蘼芜　　　蛇床　　　藁本

亲缘关系相近的植物在《本草纲目》中已被归类排列

子、藁本都是伞形科的植物，李时珍把它们放在一起。所以李时珍的著作出版后，达尔文会对它非常关注。这也是为什么我要把李时珍的《本草纲目》和门捷列夫的元素周期表相提并论的原因。

不仅中国的中药名称乱，外国的植物名称也乱。世界上的高等植物30万种，我查了一下在国外有160万个名字，平均每一种植物有五到六个名字。

《本草纲目》中的药物分类

植物类药物的分类，包括草部、谷部、菜部、果部、木部。动物类药物的分类，包括虫部、鳞部、介部、禽部、兽部、人部。矿物类药物分到了金石部和土部。以植物类为例，其草部内又分为山草类、芳草类、湿草类、毒草类、蔓草类、水草类、石草类、苔类、杂草类。谷部向下分为麻麦稻类、稷粟类、菽豆类、造酿类。菜部向下分为荤菜类、柔滑类、瓜菜类、水菜类、芝栭类。果部向下分为五果类、山果类、夷果类、味类、蓏类、水果类。木部向下分为香木类、乔木类、灌木类、寓木类、苞木类、杂木类。

同时也将很多亲缘关系相近的植物排在了一起。如，蓼科的植物，蓼、水蓼、马蓼、火炭母等；蔷薇科的植物，李、杏、梅、桃等；芸香科的植物，橘、橙、柚等；姜科植物，高良姜、白豆蔻、益智、缩砂等。

今当何解忧

大家吃西餐餐桌上最常见的两个小瓶，一个是盐，还有一个是什么？胡椒。胡椒有几种？我们一般指的就是黑胡椒、白胡椒两种。还有青的胡椒、红的胡椒。所谓白胡椒是成熟了以后，加工去除果皮的。黑胡椒就是嫩的胡椒加工晒干了的。如果用快速干燥的方法加工出来的就是青胡椒。所谓的红胡椒是为了起装饰作用，那个胡椒瓶里有一点像云南白药那种保险子似的，是找了另外一种植物的小红果加进去，类似胡椒但和胡椒根本没关系。

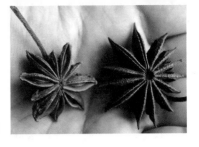

八角和莽草

"何首乌"这个中药后来传到美国去以后，由于"héshǒu wū"这个词外国人发音发不出来。最早把何首乌引入的人就用了一个名字，叫"Fo-ti"，和我们英文讲的"四十"相似。外国人发音不像我们发音发得这么准，美国人发音发附子"fù zǐ"，与"Fo-ti"相近。有人到药店里说买何首乌，就说买"Fo-ti"；结果被听错了，药店的人把附子拿给患者，导致出了一些事故。这是真实发生过的人命事件。

再举一个例子，是美国药典会（USP）最关注的一个事件。有两个药，一个英文叫 Chinese anise，还有一个叫 Japanese anise，前者就是我们常用的中药的八角。前几年治禽流感的时候有一个药特别流行，特敏福（Tamiflu），这个药主要原料就是从八角（*Illicium verum* Hook. f.）中提取的。八角本来是木兰科的一个植物，但是和它相类似的是同属植物，果皮是尖的，八角的果皮是比较钝的。大家千万注意，如果谁见到这种药千万不能吃，那种药有毒，叫莽草（*Illicium lanceolatum A. C. Smith*）。

盼药无重名

药无重名惠万家。差不多在 260 年前，瑞典的一个科学家叫林奈。学生物的人都会见到这个名字，简称为一个"L."。他在生物学、植物学方面都有很大的贡献。最大的贡献是他建立了一个"二名法"。所有植物的有效名称是什么？不是中

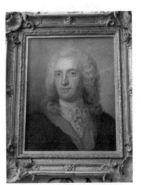

林奈故居中林奈画像

文名，也不是英文名，而是拉丁学名。拉丁学名是由两部分组成的，一个是属名，一个是种加词，就是林奈发明的二名法。比如五加皮原植物

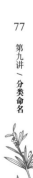

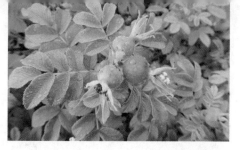

蔷薇科蔷薇

五加的拉丁名是 *Acanthopanax gracilistylus* W.W.Smith。桑白皮原植物桑的拉丁名 *Morus alba* L.，前面是属名，中间是种加词，最后是命名人。更广为关注的科名，跟我们人名也是一样，最重要的是 First name and family name。父母给了你一个名字 given name，你的家族的名字 family name。我们认植物也是一样，世界上究竟有多少植物呢？高等植物有 300 多个科。世界植物五大科，菊科、兰科、蔷薇科、禾本科、伞形科。菊科有什么？我们喝的菊花茶，好看的向日葵都是菊科的。有多少种呢？两万多种。兰科有石斛、兰花，很多濒危的物种都是在兰科里面的。蔷薇科包括我们吃的瓜果梨桃。我们吃的五谷杂粮基本都是禾本科的，汉字中有"禾"字边的，很多都是粮食作物。

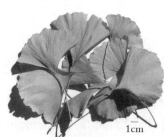

银杏叶

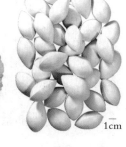

白果

除了那些大科，也有好记的小科——银杏科、杜仲科，独科独属独种，一个科只有一种植物。银杏科银杏属银杏种，杜仲科杜仲属杜仲种。

分类学是所有与生物研究相关的学科的基础。古往今来，植物的分类系统一直是人们感兴趣的，也是一直困扰人类的大课题。《本草纲目》在中药的分类难题上跨越了一大步，是科学史上的一座丰碑。

这座光辉的里程碑将中国的本草学划分为了前、后李时珍时代。人类在探寻自然分类系统的脚步还在继续。

本讲视频链接　　本讲音频链接

中振说本草

第十讲

道地药材

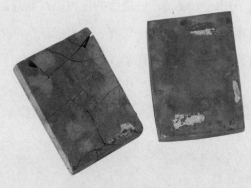

清代的阿胶

　　所谓"道地药材"是叫"地道药材"好，还是叫"道地药材"？两者有什么区别？可能听上去"道地"南方人用得比较多，北方人用"地道"多一点。说到中药上还是要用"道地药材"。

　　什么是老中医？恐怕很难给一个定义。老中医是在中国传统里好中医的代名词，医术高明，信誉度高。道地药材等同于药界的"老中医"。道地药材有两层含义。"道"是一个行政区划的概念，在唐太宗时中国天下分了十道，到了唐玄宗时又分为十五道，相当于我们现在省一级的建制。现在中国早已不用这个建制，可是我们还可以找到它的印记。在哪里呢？在日本，日本的一都、一道、二府、四十三县，一道就是北海道；韩国也分八个道，京畿道、江南道等。

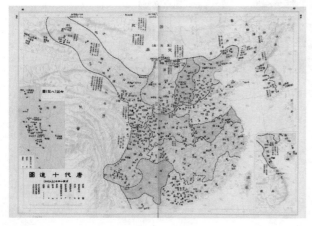

唐代十道图（唐贞观十四年）

道地良辰景

使"道地药材"名扬天下的故事是这样的。明代剧作家汤显祖的一个名作《牡丹亭》里面有一句戏词："好铺面！这'儒医'二字杜太爷赠的。好'道地药材'！"一句"好道地药材"的戏词，一下就把它流传开了。实际上当时指的是什么东西，大家早都已经淡忘了。

我们再从学术的角度来看一看道地药材的形成。从古至今，从《神农本草经》到《本草经集注》，已经关注到药材产地对药材质量的这个影响。特别是药王孙思邈在他的《千金方》里已经有明确的记述。孙思邈说道："古之医者，用药必依土地，所以治十得九。"意思是古代的药非常灵，非常讲究产地。所以给十个人看病，就能治好九个人。"今之医者，不委采药时节，至于出处土地，新陈虚实，皆不悉"，药有鲜药陈药之分都不管了。"所以治十不得五六者，实由于此"，治病不讲究用药的话，治十个只能医好五六个。

回顾一下明代官修的《本草品汇精要》。书中第一次明确用到了"道地"两个字。《本草品汇精要》一共记载了1800多种药，有268种药下面明确有"道地"两个字。也就是说，在明代已经有260多种药明确了它的产地，关于道地药材的官方记载就起于此。

秉承道地药

道地药材，现在已经变成了约定俗成的"优质药材"的代名词。包括我们现在讲英文时，英文里中医药的词现在有几个是不用翻译的，变

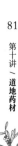

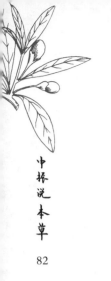

中振说本草

82

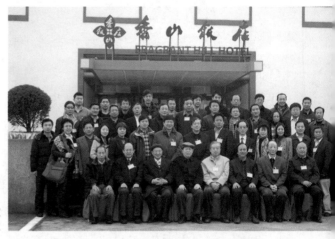

道地药材研究的专家
汇聚香山科学会议

成专有名词了。比如说"阴阳"，"yin yang"，外国人都知道。还有太极"tai ji"。还有一个的词，就是"dao di"，"道地"。关于道地药材的定义，一直都没有明确。直到 2011 年，在中国内地一个高级的科学论坛"香山会议"上，经过来自全国各地专家的讨论达成共识，给出了道地药材一个定义："在特定自然条件、生态环境的地域内所产的药材，且生产较为集中，栽培技术、采收加工也都有一定的讲究，以致较同种药材在其他地区所产者质量佳、疗效好，为世所公认而久负盛名者。"简单来说，道地药材是优质药材的代名词。

道地药材的形成有几方面的原因。第一个方面就是种质的原因。有一句俗话"种瓜得瓜种豆得豆"，你种大豆就出不了玉米。第二个原因是由于环境变化的影响。比如说"川芎"这味药，川芎已经由名称带出了产地——四川。如果这个药栽到江西抚州，到那个地方，味也变了，名称当然也变了，就叫"抚芎"。

川芎怎么变成抚芎的？

川芎 (*Ligusticum chuanxiong* Hort.) 是著名的川产道地药材，主要栽培于四川都江堰、彭州等地，产量大，药用历史悠久；但是，川芎的栽培变种抚芎 (*Ligusticum chuanxiong* Hort. cv. Fuxiong) 染色体发生变异，植株长期不开花，也极少抽茎，主要栽培于江西的抚芎，虽然个大肉肥，但其有效成分挥发油和川芎嗪的含量却低于川芎。

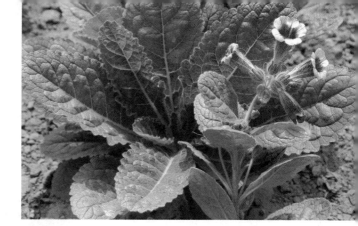

地黄原植物

道地不简单

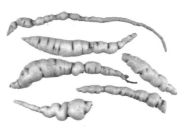

鲜地黄药材

　　还有一些药材实际上一直是栽培的。比如说"四大怀药"。四大怀药指的是什么呢？指的是明代河南怀庆府出产的"怀牛膝、怀地黄、怀山药、怀菊花"。反观现在市场上很多卖药的地方写的四大怀药，字都写错了，写成淮河的"淮"。正宗的写法应该是怀庆府的"怀"。

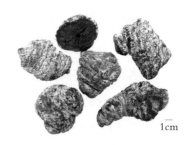

1cm

干地黄药材

　　再举例说明一下地黄，现在野生的地黄是没有人用的。不但地黄需要人工栽培，而且还有一些和质量密切相关的加工方法。鲜地黄可以吃，也有干地黄，还有九蒸九晒炮制出的熟地黄。

著名的四大怀药

　　道地药材的代表四大怀药——牛膝、地黄、山药、菊花。自明代以来公认在古代怀庆府（今河南省）栽培者质量优良。关于地黄的栽培方法，早在《千金要方》中便有记载，李时珍也提到："古人种子，今惟种根。"地黄的这种无性繁殖的栽培方法至今还在采用。现已培育出了个大、产量高、有效成分含量高、抗旱、抗涝和抗病虫害能力强的优质品种。有谁还记得在宋代以前，陕西的咸阳、同州和江苏的彭城、江宁也曾是地黄的传统主产区呢。

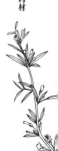

何以成阿胶

看一看这张纸，十分珍贵，是
什么呢？这是一个仿单。何为"仿
单"？就是古时候的药物说明书。这
张药物说明书是清代道光年间的，差
不多有 200 年。说明书里讲的是阿胶
的制造方法、阿胶的一些质量规格。

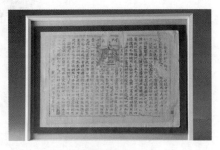

清代的阿胶仿单

这是成都中医药大学王家葵教授在我们浸会大学成立博物馆的时候，把
祖传的阿胶，还有这个仿单，捐献出来。现在是我们博物馆的一件宝贝。

阿胶的材料是什么？驴皮，大家现在都知道。那我想给出另一个答案。
最早的阿胶是用牛皮来熬的。大家知道牛皮在历史上是什么呢？是军需物
资。牛皮可以做什么？牛皮做甲胄。读汉代的《盐铁论》，那个时候铁是官
营的，因为可以造兵器；盐是官营的，这个是民生所必须的。古代的牛是
不可以随便动用的，杀牛是犯法的，因为牛是农耕的主力，牛皮还可以做
甲胄。但是从汉代以后，西亚的驴就进入了中原。《盐铁论》记载："羸驴

《食物本草》乌驴彩绘图　　　《本草品汇精要》阿井彩绘图　　　《本草品汇精要》阿胶彩绘图

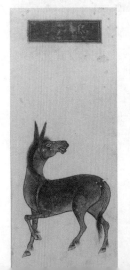
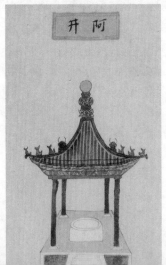
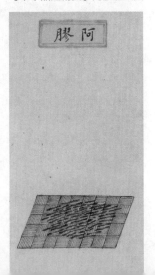

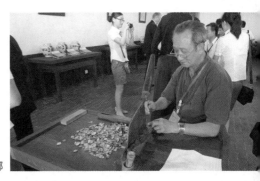

老药工切槟榔

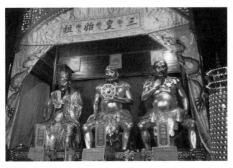

樟树三皇庙

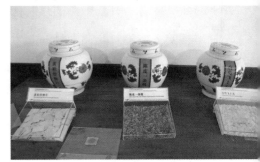

黄柏骨牌片、陈皮一条线、白芍飞上天

骆驼，衔尾入塞。"而驴是最早出现在非洲，然后才到西亚。"蠃"，这个词是有点贬义。驴，战场上跟马比不了；耕地，也比不了牛。驴能干什么？它的性情温顺，能用来拉磨。过去有一句话叫"卸磨杀驴"，肉被用去做"平遥驴肉"，驴皮也可以做皮影戏的皮影道具。在医药界有人想到这个驴皮可不可以熬胶呢？最后，驴皮拿来熬胶了。关于驴皮可不可以入药这个争论，一直到了李时珍写《本草纲目》的时候，他一锤定音，说驴皮也不错，可以药用。所以从那以后，驴皮做的阿胶才有了它的一个名分。可能有些人要问了，牛皮做的胶怎么叫呢？牛皮做的胶叫"黄明胶"。现在《中国药典》也是把它们分开的。中医药传到日本后，日本一直沿用的是黄明胶。当然，随着最近这些年贸易往来多了起来，他们也开始用驴皮做阿胶。

85

第十讲／道地药材

东阿的阿井

　　阿胶与阿井相关，阿井与古阿地相连。东阿县城在今山东省阳谷县阿城镇。东阿古城遗址中的西北部就是阿井所在之处。阿井水是河南原济河的一股潜流，用此水与驴皮熬制阿胶，因水质重，虽经炎夏酷热也不变形变质。宋代《图经本草》中载："其井官禁，真胶极难得。"明末清初形成了东阿、阿城两个阿胶生产中心。

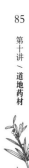

　　道地药材有的是栽培出来的，有的是加工出来的。另外还有一个人文的因素包含在里面。中国历史上中药的流通，一个靠的是中药的产地，还有一个是中药的集散地。在中国，中药的集散地最具有代表性的是两个药都。北药都是河北省的安国，南方的是江西省的樟树。特别是在樟树，形成了很多特有的炮制方法。所以炮制，也是中药道地药材形成的一个重要的因素。

　　道地药材是名优药材的代名词，是中药中的精品。千百年来，在临床的应用实践中、在栽培技术选育中、在炮制加工的摸索中、在中医药文化的浸润中，形成了道地药材。换言之，道地药材是用出来的。

　　中医与中药唇齿相依，没有中医的临床应用，就没有道地药材。反之，没有道地药材，中医的神奇也无法得以彰显。道地药材是一种精神，是一种境界，是一种追求。

本讲视频链接　　本讲音频链接

第十一讲
中药栽培

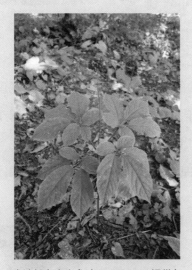

走访长白山人参（Eric Brand 提供）

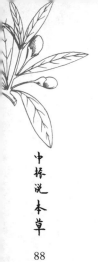

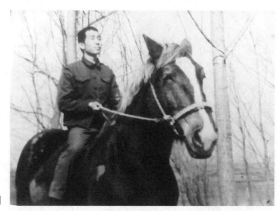

在农场度过的青春岁月

在开讲之前，请大家看看这红布下面盖的是什么？这是一张奖状。是我 40 年前得的一张奖状。可能有人会说，赵博士还得过长跑奖啊！其实我想让大家关注的是我当时工作的地方——良种繁殖场。

给大家讲个故事。40 年前"文革"

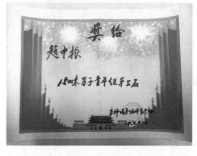

参加长跑也曾获奖

期间，我们高中毕业以后没有大学可上，所有人都下放到农村，还给了我们一个雅号——知识青年。其实我们是没有什么知识的青年。我骑的这匹良种马就是良种繁殖场里培育的。我们在农场除了要培育植物：玉米、高粱、小麦的种子，还有就是喂猪、喂马。当时在农村有个口号，关于栽培农作物的一些基本要求，叫农业八字宪法："土、肥、水、种、密、保、管、工。"经过这么多年的体会，我觉得什么最重要呢？是种子。

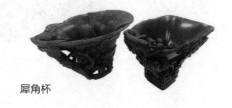

犀角杯

资源诚可贵

1977 年我上了大学，大学毕业以后考上研究生，过去三十多年当中，中国内地主要的药用植物栽培基地，我几乎都走遍了。过去有几个词常用来形容我们的国家，"历史悠久，人口众多，地大物博"。所谓"历史

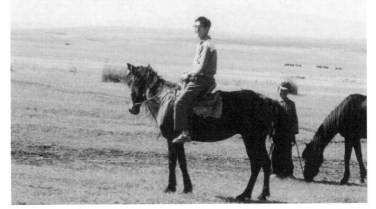

在新疆草原骑马考察

悠久"，五千年古国文化；所谓"人口众多"，十三四亿人口，世界第一当之无愧；所谓"地大"，960万平方公里排世界第三；但说到"物博"，若将我们的资源，用我们十三四亿人口一除，可能这个"博"字就该换成稀薄的"薄"了。中药的资源过去是"一地产全国用"，现在的情况中药材不光是用于临床的中药饮片生产，还用于保健品、天然香料、中药饲料、生物源的农药、调味剂、化妆品、中药提取物的原料。用中药的人越来越多，现在中药是"一地产八方用，中国产世界用"。

过去30年进行的调查，在新疆荒漠，在海南原始森林，我的体会是：我们的中药资源是越来越匮乏了。国际上面对资源保护问题，华盛顿公约（CITES）公布了一个名单，里面明确规定了哪些植物和动物是不可以使用的。武松打虎的故事大家都知道，宋代的时候武松打虎是英雄，现在谁打虎谁是罪犯。不光是老虎，如《药性赋》寒性药开头提到"犀角解乎心热，羚羊清乎肺肝"。犀角是清热解毒的第一个药，这里摆了两件明代的犀角杯，非常珍贵。犀角杯可以用来喝酒、做工艺品。现在想看犀角杯去哪里看呢？博物馆，北京的故宫博物馆、中国台湾的故宫博物院、日本的正仓院、美国的大都会博物馆、英

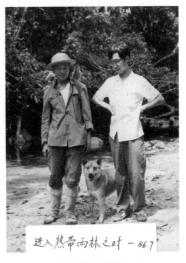

进入热带雨林之时－86.7

在海南带猎狗进原始森林

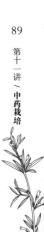

国的大英博物馆、法国的卢浮宫，就这几个地方可以看到。存世的犀角杯不过几百只，价值连城有点夸张，但每支犀角杯市价都有上百万。用犀角杯喝酒，一般老百姓可用不起，过去皇帝验毒才用的。中国远古的时候可能有犀牛分布，但是犀牛现在主要产自印度和东南亚地区。犀角不要说从明代放到现在，放在大自然里不到50年估计早就风化了。是中国的能工巧匠发现了它的特质，把它雕成工艺品；是中国古代的先民发现了它的药用价值。过去有一段滥用的历史，我们国家自从参加了CITES以后，明令禁止犀角的使用，大家要严格遵守。

《濒危野生动植物种国际贸易公约》

全称为Convention on International Trade in Endangered Species of Wild Fauna and Flora，简称CITES。于1973年3月3日在美国首都华盛顿签署。华盛顿公约的设立主要是为建立野生物种输入、输出国之间的合作管理，以确实防止公约指定名录内物种的非法国际贸易行为。

利用期永续

30年前我曾到新疆采雪莲。雪莲在新疆的天山地区和西藏都有出产。在海拔3500米雪线附近，积雪终年都不化，30年前那里遍地都是雪莲花；现在再到那个地方已经看不到雪莲花了，最近新闻还有报道有人去抢挖。天然的药用植物要想保证它的永续利用，我们必须要倍加爱护。

人参自古以来就有使用的记录，《神农本草经》把它列为上品。之后的《本草经集注》明确标识出人参的产地在山西的上党。现在提到党参大家马

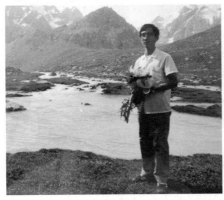
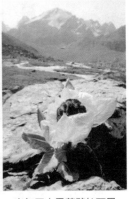

野外考察雪莲　　　　　　　　　当年天山雪莲随处可见

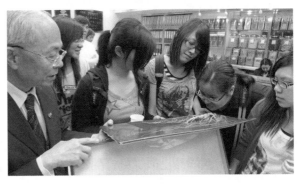

李震雄先生向学生们
展示价值不菲的野山参

上想起来的是桔梗科的党参。其实当时党参是指的上党人参。春秋时期范蠡的《范子计然》中写到"人参生上党，貌似人形"。《名医别录》也讲当地出党参。《本草纲目》李时珍明确讲到上党在"今之潞州也"，明代叫潞州，现在的山西长治。那里虽然长人参，当地产的人参要上供朝廷，上边看今年你交了十根，明年要你交二十根，当地民生苦不堪言，是以人参为害。最后人参找不到，只找到一种外形与人参类似也有补气功效的，就是党参。单靠野生的人参远远不能满足需要，中国人在找代用品，西方出于

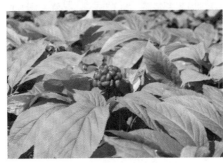
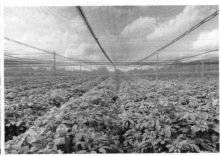

西洋参原植物　　　　　　　　　加拿大西洋参栽培基地

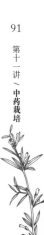

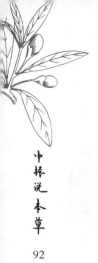

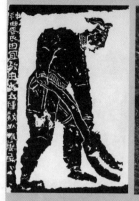

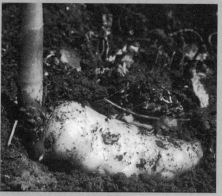

神农氏为中华农耕与
药业的共同祖先

天麻

猎奇，传教士从中国回去后到加拿大到美国寻找到类似"人参"的植物。他们以为是 *Panax ginseng* C. A. Mey，后来证实其实是 American ginseng 西洋参，原植物是 *Panax quinquefolius* L.。清代的时候出口中国换取了许多白银，如今在美国、加拿大西洋参已很少见野生者，但有大量的栽培品，面向亚洲输出。

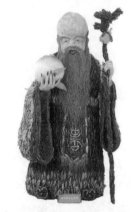

由 2374 颗人参组成的寿星公，
香港浸会大学中国银行（香港）
中药标本中心藏品（陈宇龄捐赠）

栽培须合理

根据目前中国的药用植物分布，共归纳有七个区，不同地方有不同的植物分布。要想解决中药资源的永续利用，用中国的一句古话："为有源头活水来。"真正要解决可持续利用靠的是什么？一定要靠栽培。中国一些常用药的栽培现基本上已经解决。

举几个栽培成功的例子，第一个是枸杞子。枸杞在青海、新疆、宁夏已经大量栽培成功。

还有天麻，30 年前天麻的价钱和冬虫夏草差不多。现在经过科学的实验解决了天麻和密环菌之间的关系，天麻通过栽培可以满足市场需求了。

肉苁蓉又叫沙漠人参。想当年成吉思汗带着他的马队征战荒漠，又

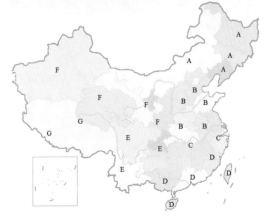

中国药用植物分布

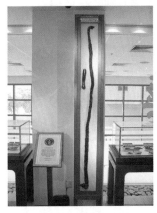

世界纪录肉苁蓉

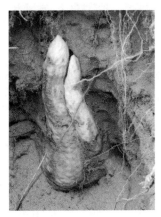

肉苁蓉与寄主梭梭

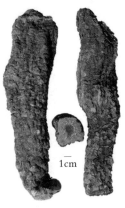

肉苁蓉药材

饥又渴，就是靠吃它增加战斗力的。我上次到新疆通过当地人的协助找到了一颗肉苁蓉。一般的肉苁蓉只有 20 ~ 30cm 高，但这颗肉苁蓉一米七四高，已经成功申报了世界吉尼斯纪录，是目前中药的第一个也是唯一一个世界记录。自然界的中药里有很多宝贝，应当引起大家的关注。

灵芝，古代又被誉为仙草。传说"白娘子盗仙草"，一种说法盗的

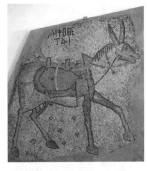

来自古代西亚的驴的马赛克装饰壁画
（丹麦国家博物馆藏）

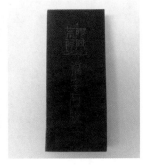

阿胶

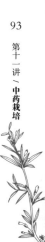

就是灵芝。灵芝并不神秘，现在已经完全栽培成功了。有人说采到了千年的野生灵芝，那是不可信的。

灵芝是否越老越好？有千年灵芝吗？

千年灵芝只是一种传说，因为灵芝子实体是一年生的。质量最好的灵芝是子实体边缘淡黄色的生长线刚刚消退、尚未弹射出孢子者。灵芝成熟后，孢子粉从子实体背光的一面喷射出来。现在一般是先收集孢子粉，之后采集灵芝的子实体。用树段培养灵芝，接种后仅需要2个月左右就可以采收，第一批子实体采收后，不久可出现第二批芝体，可收芝2～3年。所以灵芝并非越老越好，灵芝不要说千年，不采的话，不到一年就剩下一个空壳了。

石斛，是传说中九种仙草之一。药用的金钗石斛、铁皮石斛的人工栽培已经成功。

茯苓，又可以叫云苓。顾名思义，原来产自云南。但是现在除了云南产茯苓以外，更大的产区在湖北，湖北罗田县九资河所产的茯苓非常好。我们做北京茯苓夹饼、中药五苓散，不用再担心资源不足了。

鹿茸，在过去是皇家贡品，只有皇帝吃得起。影视剧里有皇帝得了病，赶快取鹿血取鹿茸。现在皇家贡品已经进入寻常百姓家，鹿也已经繁殖成功了。

阿胶与烤鸭

1995年，那时我在日本工作。有一天一位日本海关官员找到我，说有件事情想咨询。中国有一个很好的中药产品"妇宝当归膏"要出口日本，它的主要组方，一个是当归，一个是阿胶。阿胶就是用驴皮为主要原料炮制而成的。海关官员说这几大集装箱的货物全部被扣下了不能销售，查到货物里边用的原料违反 CITES。我一看没什么可争辩的，白纸黑字写的是非洲野驴 *Equus asinus* Linnaeus。他们问我可不可以做一个专家的证言。当时我想，中药好不容易出口到日本，如果说这样轻易打回去，不但厂家遭受损失，患者也用不到这个好中药了。

我发现他们办公室有本动物志，我翻着翻着，看到了一页。接下来，我问海关官员："请问先生，你们在日本吃不吃北京烤鸭啊？"他们说："北京烤鸭我们吃啊，非常好吃。"中华街卖北京烤鸭虽然略贵，可卖得很好。我说："请问你们知道北京烤鸭的原动物是什么吗？"他们说不太清楚。我说我给你们看个证据，烤鸭用的鸭子在保护名单里的学名写的是绿头鸭 *Anas platyrhynchos* Linnaeus；我说这也是保护动物呀。他们说我们烤鸭用的鸭子都是人工饲养的，我说，那我们达成共识了。北京烤鸭原产地是非洲，我们做阿胶的驴也是从非洲来的；现在我们只要都注明是人工饲养（domestic）就行了。我们的目的是一样的，利用大自然，改造大自然为人们造福嘛！后来海关人员也无法驳回我，他也觉得今后还要吃烤鸭啊。最后只好说，以后中国再出口商品，一定要出具证明：驴用的是人工饲养的，而不是野生的。问题就这样解决了，现在日本市面上"妇宝当归膏"依旧是畅销中药，而"北京烤鸭"依旧是畅销食品。

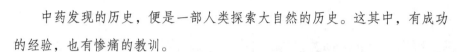

中药发现的历史，便是一部人类探索大自然的历史。这其中，有成功的经验，也有惨痛的教训。

尊重自然，保护自然，不但要让我们这一代人有药可以吃，也要保障我们的子孙后代有药可用。为保障中药资源的永续利用，必须大力发展药用植物的栽培与药用动物的驯化养殖，改变靠天吃药的局面。这项工作做好了，中药资源就会越来越多。

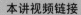

本讲视频链接　　本讲音频链接

第十二讲

民间草药

中振说本草

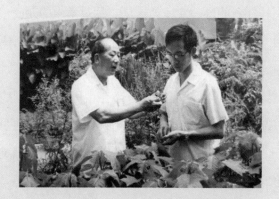

恩师谢宗万教授在指导我识别草药

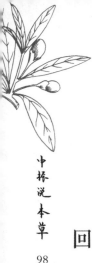

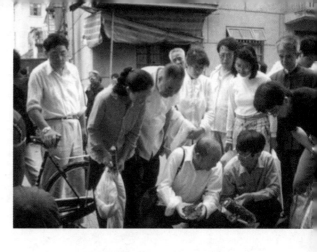

1990 年随谢老师在广西靖西民族药市实地调查

回首忆恩师

提到民间草药，我不由想起引我入学术之门的恩师谢宗万教授。1982年我大学毕业以后考到中国中医科学院中药研究所，拜在谢宗万老师门下。谢老师是我国很著名的本草学和生药学专家。这张照片是 20 世纪 80年代，谢老师带我们到广西去考察草药时留下的。谢老是一位江南才子，钟情中医药，他的书法、绘画、诗词造诣也都是非常的高。"融汇古今中外，勇于突破创新"，是当年谢老给我题写的座右铭，三十多年前就为我指明了方向，我把它挂在我的办公室里。这是老师对学生的期望。

谢老对他的学生要求很严格，他教导我们一定要把店铺和草药摊看作是学习的课堂。谢老一生兢兢业业，2004 年 6 月份，谢老当时已是胰腺癌晚期，我去看谢老的时候，他在病床上还在帮助修改我们的《香港容易混淆中药》的书稿。之后我去云南、四川野外采药，听到谢老病危的消息，急忙给师母打电话询问谢老病况。后来师母告诉我，当她问小赵要不要回来，谢老当时已经卧床说不出话了，他摆了摆手，意思是不让我回来，让我继续去采药。等我赶回北京的时候，谢老已经不在人世了。

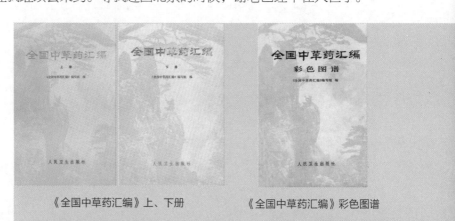

《全国中草药汇编》上、下册　　　　《全国中草药汇编》彩色图谱

著书广立说

　　谢老离去的时候给我留了 320 公斤的书，这是一笔财富，更是一种责任，我们如何去继承老先生的遗志呢？只有努力把工作做好。谢老一生干了一件事情，像李时珍一样做了一件大事。就是整理《全国中草药汇编》，考证古代的药物品种。我今天也给大家带来这套书——《全国中草药汇编》。可能很多人知道这套书，但是这套书背后的故事，他和谢老之间的关系

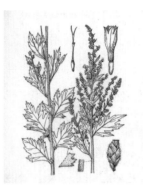

艾的墨线图（刘素娟绘）

不一定谁都知道。这本书的作者是谁？书内没有作者。这本书完成的时候是值"文革"期间，署名就是《全国中草药汇编》编写组。这套书是耗尽谢老心力的著作，他是这套书的主编，是一个无名英雄。这套书一共收载了多少草药呢？上、下两册一共收载了 4200 多种。

　　在中国草药发展历程中，《全国中草药汇编》有它的特殊地位。《神农本草经》365 种药一直发展到李时珍的《本草纲目》1892 种。1936 年《药学大辞典》，中药的品种和西方草药加在一起有 3000 多种，到了 20 世纪 70 年代，药物的品种为什么一下增加到 34200 多种。这是谢老领导全国的草药专家、中药工作者经过整理发掘的结果。

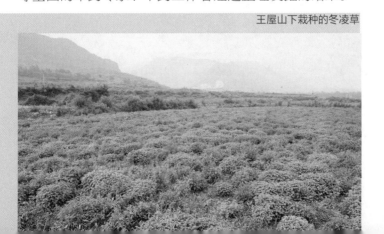

王屋山下栽种的冬凌草

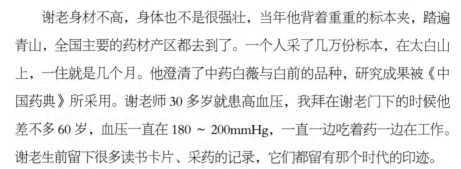

　　谢老身材不高，身体也不是很强壮，当年他背着重重的标本夹，踏遍青山，全国主要的药材产区都去到了。一个人采了几万份标本，在太白山上，一住就是几个月。他澄清了中药白薇与白前的品种，研究成果被《中国药典》所采用。谢老师30多岁就患高血压，我拜在谢老门下的时候他差不多60岁，血压一直在180～200mmHg，一直一边吃着药一边在工作。谢老生前留下很多读书卡片、采药的记录，它们都留有那个时代的印迹。

　　谢老年届七旬时，还去老挝野外考察中药资源。为了调查血竭的资源，他深入老挝热带雨林，当地蚊子特别多，70岁高龄的他不幸染上了疟疾，生命垂危。是什么救了谢老的性命？正是我们多次提到的青蒿素，也是谢老参加过研究的青蒿素。谢老曾专门查找文献，搞清楚了青蒿和黄花蒿的关系。当谢老生命垂危的时候，也正是青蒿素把谢老从死亡线上挽救了回来。

　　中草药的发展有谢老的贡献，也有当时一大批人的贡献。再给大家看一个现在很少人能够做到的事情。这是一幅墨线图，工笔的技法，画的是艾。这张墨线图是谁画的呢？讲起来又是一个传奇的故事。中央美术学院院长徐悲鸿，鼎鼎大名，大家都知道，徐悲鸿大师有一位关门弟子，刘素娟老师。刘老师曾和我在一个办公室里工作。在那个特殊的时代，画人物有一些限制，刘老师主攻花鸟鱼虫，后来转画植物墨线图。这部分墨线图也完好的保存于谢老当年留下的书稿里。

青青河畔草

　　民间草药是可以登上大雅之堂的。大家熟悉三七吧。三七原来就是少数民族药，彝族药，治疗外伤的。李时珍第一个把三七记录下来，收入本草著作中，

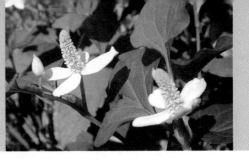
鱼腥草

才有后来三七名扬海外。三七也是"云南白药"里的组成药物之一。

　　溪黄草大家听说过吗？溪黄草这个植物在哪找呢？在溪水边，走在溪水边就能找到这个植物，如果把这个植物折断以后，它的叶断面是黄色的，是治疗肝炎的一个很好的民间草药。

溪黄草也有混淆品

　　溪黄草还是新鲜的时候，手搓其新鲜叶子会出金黄色汁液而得名。全草入药，民间多用于治疗肝炎。因其具有清热解毒的功效，所以广东地区喜欢用来煲汤或制作凉茶，菜市场里或街边就能买到。但是溪黄草的传统正品却不是来自叫溪黄草 Isodon serra (Maxim.) Kudô 的植物，而是线纹香茶菜 Isodon lophanthoides (Buch.-Ham. ex D. Don) H. Hara。

　　五指毛桃大家都熟悉，做什么的呢？在南方很多人拿它来煲汤，煲出的汤口感不错，有点奶油的味道，它还有一个别号，叫南芪。北芪是黄芪，我们的一种常用药，南芪就是指五指毛桃，既可以做药也可以做食品。

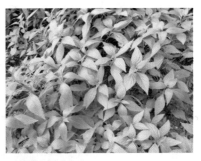
溪黄草原植物

五指毛桃煲老火汤

　　五指毛桃为桑科植物粗叶榕 Ficus hirta Vahl. 的干燥根。所谓老火汤，不单单是一道菜肴，而是药与食的巧妙结合，是香港食疗文化的结晶，经常饮用能起到预防疾病、调理身体的作用。近年食品保健非常流行，大学开设的中医食疗课程也深受市民青睐，香港地区位于亚热带，气候炎热潮湿。随着季节变化，汤的组成也随之改变，秋冬侧重滋补，春夏侧重平补兼祛湿。材料有内地输入的中药，更多的是就地取材的民间草药，极具地方特色。

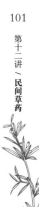

马齿苋 *Portulaca oleraces* L.，南方北方东方西方都有，马很喜欢吃。《救荒本草》就有记载，列入菜部，叶可食。它的叶子是青的，花是黄的，茎是红色，根是白的，种子是黑的，五种颜色集于一身，因此还有一个别称叫五行草。马齿苋作为一种凉拌菜，以前是饥荒的时候吃，现在大家把它当山珍来吃。

白花蛇舌草 *Oldenlandia diffusa* (Willd.) Roxb.，在香港很常见，但路边看到的有时候除了白花蛇舌草，还有一个比较相近的叫伞房花耳草，前者植物的叶腋是一朵花，后者是两到三朵花。这是一种民间的抗癌药物，我们课题组也在做一些研究。

鱼腥草 *Houttuynia cordata* Thunb.，很多人都吃过。一开始吃的大多是南方人。我是去贵州，贵宾来了就招待这个，他们叫折耳根。拿来以后很新鲜的，我说这个怎么能吃呢？当地人说这个很好的，开了花以后就不能吃了，一定要吃又新鲜又嫩的。治疗肺痈，感冒有黄痰，不仅中国人喜欢，外国人也喜欢。在日本超级市场上经常把它当作茶来用，日本人叫做十药。为什么叫做十药呢？意思就是以一当十，表示这个药的功效很好。新鲜的时候有一种腥气哄哄的味道，晒干以后是没有的，泡茶时清清凉凉挺好喝的。

中药的鲜草药，除了中国内地用，香港地区用，台湾地区也用。很多中国的传统在台湾地区保留得很好，中药鲜药是一大特色，在台中、台北都保留有青草街，就在卖这样一些草药。

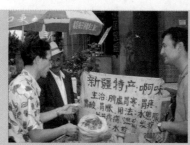
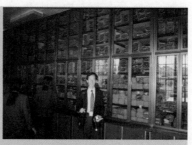

作者新疆考察　　　　　　　　　　作者在西藏医药宝库中

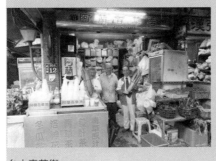

| 台中青草街 | 地方草药手册 |

我们提到了中草药，也提到了西草药，切不可以忽视还有一个重要的领域，就是民族药。中国是 56 个民族这样一个大国家，除了有汉族，还有蒙族、回族、藏族、满族等等，这么多民族他们都有很多自己的民族药。我们国家用了十年的时间编著了一部书，叫《中华本草》，里边除了前十卷是介绍中药的内容，后边还有几卷是民族药，蒙药、藏药、傣药、维药，这些民族都有很多自己宝贵的用药经验，是中华民族的宝贵经验。

几年前我到新疆的市场去调查，新疆专门有自己的草药摊，卖很多特色药，新疆的药基本上是中原地带不用的。我去西亚阿曼、迪拜那些地方去看，其实很多药和新疆用的药是相似的。前边谈到很多中医药宝贵的典籍，其实藏药也有很多典籍，著名的像《四部医典》。

兰泽多芳草

我国有大部头的医药著作，也有一些不大起眼的临床中药手册。在 20世纪 70 年代，中国内地曾经有一个"中草药运动"。当时由于政治因素的影响，给活动都冠名叫什么运动，其实我们抛去政治因素，那是一个全民动员发掘民间草药的运动。客观来讲，在那场"运动"当中，的的确确有一些民间经验被发掘出来。同时出版了一些中草药手册，有不同颜色封面的，红色最多，还有蓝色的，我收集了 400 多本，这本蓝色的是神农架的《神农架中草药手册》。除了中草药手册以外，还有一些拿来以后我也看不懂的，字的形状是竖着的，上边都是刺，这是蒙古字，但上边也有几个汉

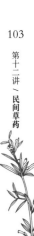

字，我就知道了，这个是细叶百合。还有的是图我认识但字不认识。

我们常用的百合是什么呢？

中药百合，来源于百合科百合属植物卷丹 *Lilium lancifolium* Thunb.、百合 *Lilium brownii* F. E. Brown var. *viridulum* Baker 或细叶百合 *Lilium pumilum* DC. 的干燥肉质鳞叶。百合花同属物种众多，主要分布在亚洲东部、欧洲、北美洲等北半球温带地区，全球已发现有至少 120 个品种，其中 55 种产于台湾地区，主要用来作观赏用途。日常生活中也可以用来煲汤、煮粥或者煲糖水；新鲜品口感脆、鲜甜、稍带点苦味，可直接炒吃。

以中医理论指导其临床应用的药物，称为中药。凡缺少完整的理论体系，使用上有一定的区域性和局限性，多以民间口传身授方式应用的药物称为草药。

民间有句话："识的是药，不识的是草。"亦可谓："君若识草草为宝。"发现与探寻中草药，并将其开发成中药与新药的历程是漫长的。沙里淘金是艰苦的，但只要努力一定会有收获。

药食同源，以往的《救荒本草》，如今成了受人喜爱的山珍。

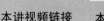

本讲视频链接　　本讲音频链接

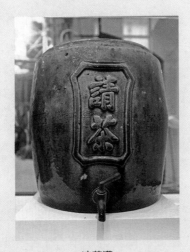

凉茶灌

第十三讲
中医食疗

中药说本草

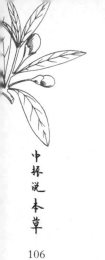

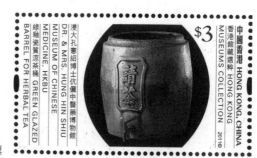

凉茶罐邮票

今天我给大家带来什么宝物呢？请看，这是一个凉茶罐。大家会不会很熟悉？凉茶罐在香港的日常生活中最常见不过。

这是一套凉茶罐纪念邮票，是 2011 年香港政府民政署在香港上百万件文物里边挑选的 6 件代表性文物之一，我们的凉茶罐入选了。提起这个凉茶罐子的来历，2003 年我在筹建我们的中医药博物馆的时候，四处收集文物，新界有一家药材铺，那家老板不经营了，他说赵博士你看见什么喜欢的拿走就行了。有一些植物性的药材，因为长年不用都虫蛀了，但我看见了这个东西，拿来洗一洗擦一擦，一看是个凉茶罐，我就是"捡了个漏儿"。为什么这个凉茶罐能够入选呢？第一，它能够代表香港地区的风土民情；第二，凉茶在中医药里边是一个和食疗密切相关的话题。

治国如烹鲜

中医药食疗，谁为先祖呢？商汤的手下有个宰相叫伊尹，起初伊尹是个奴隶，陪嫁过来的，但他有一手绝技——饭做得很好。他还有一句名言：治大国如烹小鲜。商汤问他饭为什么会做得这么好，他回答，关键是掌握好火候，掌握好配料。商汤与伊尹聊天的过程中，商汤觉得这个人很有思想，办事有条有理。伊尹给商汤出了很多治国之高策，商汤就提升他做宰相。我翻阅了一下史书，能做到宰相位的厨师，中国历史上大概有两位。一个是伊尹，另一个是明朝朱元璋时代的胡惟庸。胡惟庸做菜应该也是不错的，但政绩没有伊尹这么突出。胡惟庸会做什么呢？他会做河豚。河豚是很毒的一个东西，一般人不敢碰，有句话叫"冒死吃河豚"，这是要担很大风险的事。

食疗之祖——伊尹

伊尹，名挚，小名阿衡，"尹"是"右相"的意思。他是中国商朝初期著名贤相、政治家、思想家，已知最早的道家人物之一。除了在政治上的突出贡献，伊尹在厨艺上更是颇有建树，有"中华厨祖"之称，更有"烹调之圣"的美誉，中原菜系创始人，也正是他发明了已使用千年的方剂——伊尹汤液，并著有《汤液经》，现已失传，但是其他古书中或能见到部分内容。

明朝的开国皇帝朱元璋，有 26 个儿子，多子多孙。他给儿子们起名字，儿子辈从木部，太子朱标，四子是后来迁都北京的明成祖朱棣，五子朱橚是干什么的呢？他对医药很有贡献，写了两本书。六子朱桢，桢是桢楠；还有朱梓、朱杞、朱檀、朱椿、朱柏，朱桂、朱松、朱楠等，大家看这些名字全跟植物有关。继承天子王位的只能有一个，这么多人争王位就乱了。后来四子朱棣当了皇帝，第五子朱橚聪明不跟你们斗了，搞中医药去也。元代过渡到明代的时候天下大战乱，中原千里无鸡鸣，为什么要从山西大移民，因为中原没有什么人了。常年灾荒战乱不断，粮食不够吃，朱橚主持编写了一本书《救荒本草》，讲的就是一些五谷杂粮、蔬菜野菜，怎么吃怎么用。另外他还组织力量，编了一本《普济方》，这部书收了多少方呢？《本草纲目》收了一万一千多处方，普济方早李时珍一百年，已经收了六万个处方。

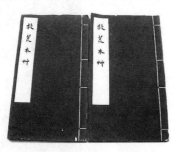

救荒本草

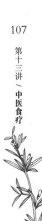

李时珍的处方和他有什么区别呢？李时珍收的复方多是经过自己亲身实践的，而且都是实用的小处方。所以我们说李时珍是伟大的医药学家，没人说朱橚是伟大的医药学家。他是一个王爷，书可能是他自己编的，也不可能是别人帮着编的。

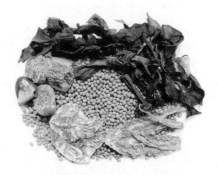

民以食为天

药食同源，医药同源。但不是所有的野菜拿来都可以吃，不是所有的药拿来可以随便用的。这里有些

章鱼海带清热汤（由党毅博士提供）

药可以做食品，有些药不可以，经过古人几千年的临床实践，加上中国专家学者的研究，最后由卫计委公布出来101种药食两用的药材名单。

下面讲讲比较贴近我们日常生活的两个方面。

中医有很多的疗法，中药按照功能分，有的教科书为22类，有的为18类。清代的程钟龄比较简便的归纳为"汗、吐、下、和、温、清、消、补"。我觉得对于初学者，先记两个，一个是泻法，一个是补法。泻什么？清热泻火，祛湿排毒，这都是泻法，即老百姓常说的排毒。补法补什么？补阴、阳、气、血。和我们日常生活结合起来，我觉得凉茶主要是泻，煲汤主要是补法，冬天煲老火汤，冬令大补。换句话说，北方人不大煲汤，爱喝粥，粥也是清补、温补为主。补、泻之前要先搞清楚什么呢？大家还记得我做的那副扑克牌吗？首先要辨清药性，分清不同人的体质。

紫苏原植物

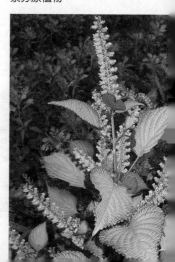

苏东坡当时被贬，发配岭南，他写了两句诗："日啖荔枝三百颗，不辞长作岭南人。"说明苏东坡很喜欢吃荔枝，也说明苏东坡体质属寒的。香港地区讲"一颗荔枝三把火"，我见到很多人吃一把荔枝以后流鼻血，睡不着觉，这种人是热性体质。我属寒性体质，来香港后我一次吃过一公斤荔枝，什么事都没有，你们不信下次荔枝上市了可来请我吃，好不好。

凉茶是岭南的一大特色，饮凉茶也是中医一大疗法。凉茶在几年前被推荐收入到国家非物质文化遗产。很多人都喝过凉茶，为什么这个凉茶罐子能被收入香港代表性文物呢，因为它有文化内涵。如果大家到香港地区的茶楼酒楼，一进去吃饭，服务员都会先问你饮什么茶，"菊花、香片、普洱？"菊花是一个辛凉解表的常用药。辛凉解表的常用药还有哪些可以泡茶呢？金银花，在山上采金银花的时候不要随便采。有人曾误采了断肠草，两种花长得有些相像，但断肠草的花瓣只金不银。夏天喝的酸梅汤也是一种凉茶，清热解毒。现在韩餐很流行，日餐也很流行。吃生鱼片，香港叫鱼生，吃生鱼片的时候，有几个一定要放，一个是 wasabi，大家不要以为这是日文，这个是外来语拉丁文，拉丁语属名是 Wasabia，后来日语借用过去，我们叫辣根、芥末。还有一个必须要放的是紫苏，不是紫菜，为什么很多人说成紫菜呢？这是一种误解。有店铺卖生鱼片的时候，盘子挺好看的，下边有的印上紫苏叶的图案，还有的干脆用一块塑料剪成叶子的样子，这是知其然不知其所以然。放紫苏叶不是装饰品，不是为了配颜色的，是为了解鱼蟹毒，因为生吃鱼蟹最怕食物中毒，紫苏是有解毒功效的。

南方人是很喜欢煲汤的，我是北方人，来谈一谈自己的体会。我天天喝粥，从小就喝粥，北方人多喜欢喝粥。什么粥最好啊？小米，"首阳山不食周粟"的"周粟"就是小米。小米是地地道道中原黄河流域产的。小米最能补脾胃，脾胃是后天之本。今天我们到场听课的都是年轻同学，人什么时候最虚？做妈妈的生完孩子最虚，用什么补？用小米，小米粥加上红枣。大枣和小米搭配，不光适合坐月子的妈妈，平时吃也是非常养人的。

五谷入粥好

现代常用汉语中，通常说的五谷是指：稻谷、麦子、大豆、玉米、薯类，同时也习惯地将米和面粉以外的粮食称作杂粮，所以五谷也是粮食作物的统称。

而古代的"五谷"一词，一般指的是稻、黍、稷、麦、菽。稻，即指水稻、大米。黍，即指黄米。稷，即小米。麦，即小麦。菽，即大豆。五谷不仅是果腹的主食，也是有药用功效的中药。在中医学领域有"药食同源"和"食即是药"的观点，五谷就是其最好的注脚和体现。《黄帝内经》中记载："五谷为养，五果为助，五畜为益，五菜为充。"说的是饮食营养需要多样化的搭配和平衡。

大枣是最常用的中药之一

大枣是常用中药，《神农本草经》将大枣列为上品，其性味甘平，具有健脾益气，养血安神，缓和药性的功效。《素问·五常政大论篇第七十》谓："脾其畏风，其主口，其谷稷，其果枣……"李时珍的《本草纲目》也记述："枣为脾之果，故脾病宜食之。"在中国很多地区都有妇人坐月子时以枣补气血的用法，还有不少人在日常生活中爱吃枣。俗话说，一日食三枣，百岁不显老。我也有每日吃上几个大枣的习惯，希望能藉此受益。

《伤寒论》和《金匮要略》两书用大枣的复方共计 58 条。《伤寒论》桂枝汤被称为张仲景的群方之冠，其中妙用大枣养脾胃而扶营弱，用生姜驱风寒而益卫气，以作调和营卫之剂；姜枣的药对，在后世的时方中更是时常用到。

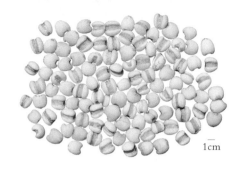
薏苡仁

膳食乃药食

现在很多人整天看计算机，失眠的人越来越多。失眠也分好多种，有的人前半夜失眠，有的人后半夜失眠，有的人睡一会儿就醒，特别是中老年人。莲子就是治疗失眠很好的选择，莲子熬粥又养脾胃又治失眠。

四大怀药中，山药是非常好的补脾胃药，药铺里买得到，街市上也买得到。街市上的山药可不可以用呢？那是一种大的菜山药，种虽不同，一样可以用。薏苡仁大家熟悉吧。薏苡仁有几个别名，薏米、苡仁、薏仁米，指的都是一个药。《药性赋》里说："薏苡理脚气而除风湿。"特别是在湿热的天气服用，是养脾胃非常好的药。薏苡仁和小米一起熬粥再加点山药，很养生。

龙眼在南方常见到。我们见过舞龙的龙眼睛，大大的圆圆的，所以那个植物的果实很像它，人们就叫它龙眼。龙眼晒干后入药又叫桂圆，因其果实在八月成熟，古时八月称为桂月，用桂圆肉熬粥挺好的。

中药的炮制是一大特色，鲜药是另一个特色。有 400 多种中药可用鲜的，但不是什么药都一定要用鲜的，有些药是越陈越好。陈皮就是一个，"百年陈皮赛黄金"嘛。当然不一定要存一百年，这里说的是有一些中药是放陈了以后效果比较好。陈皮熬粥可以用，平时沏茶也可以用，效果都不错。

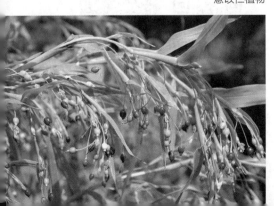
薏苡仁植物

生姜大家都熟悉，有什么作用？姜分生姜、干姜、炮姜。生姜是解表药，可辛温解表，干姜是温里药，炮姜是经过炮制炒炭的止血药。"冬吃萝卜夏吃姜，不劳医生开药方"。每

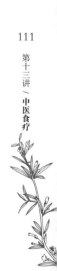

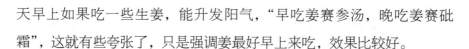

天早上如果吃一些生姜，能升发阳气，"早吃姜赛参汤，晚吃姜赛砒霜"，这就有些夸张了，只是强调姜最好早上来吃，效果比较好。

前几年有一部非常流行的电视连续剧叫《大长今》。我到韩国进行过实地考察，大长今确有其人，确无其事。为什么这样说呢？历史上长今医女确实有，但电视剧把一些中国和韩国应用的中医药食疗故事都集中在了长今身上。在韩国中医药是非常流行的。韩国饮食中有一个特色，泡菜。泡菜确实包含一些学问的，前几年药材栽培做得不太好的时候，有一个药很短缺，就是桔梗。桔梗都哪去了？其实主要拿去做泡菜了。《神农本草经》将桔梗列为下品，祛痰作用是不错的。凡列入下品的药用量要注意，而且不可以久服。但经过泡菜的制作过程，就没有问题了，口感也比白菜好吃。上次我在韩国还看到过一道风景，就是地铁车厢里的"泡菜专列"。

食疗，孕育于中国传统文化之中，是中华民族防病、治病、康复、养生的一大特色。日日煲、天天饮的汤水与凉茶，蕴含着中医补与泻的基本治疗大法，而补虚扶正、泻实祛邪的饮食养生之理也尽在其中。"药食同源""不治已病治未病"，人们在享用美味佳肴之时，又可达到防病治病的目的。根据不同的体质，选择不同的食疗方，持之以恒，必见成效。"不苦口的良药"才是人们真正期盼的。

本讲视频链接　　本讲音频链接

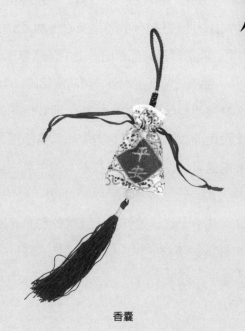

香囊

第十四讲

融汇民俗

中振说本草

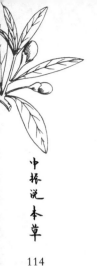

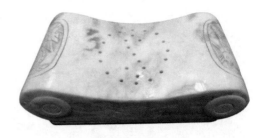

玉枕

我想先谈谈自己对中药的认识是从什么时候开始的。我开始认识中药，是从上小学开始的。当时正是乙型脑炎流行的时候。每天老师在学校门口检查你戴没戴一个香包。什么叫香包呢？我现在打开来给大家看一看。一个香囊，就类似这样的，当然那个时候我们戴的绝没有这么漂亮。就是一个小布包，里面放了些什么呢？解表药——石膏，印象中还有一些香茅类的。为什么呢？因为中国20世纪50年代曾经有过一次乙脑的大流行。当时中国有一位名老中医，叫蒲辅周，他献出一个中医药方，最后打赢了类似抗SARS的防御战争。后来就留下了佩戴香包防流感的一个传统。

这个枕头是正宗的陕西蓝田玉做的。枕头上面有很多的小孔，可以透气，因为在这个枕头里面放了一些芳香类中药。当然根据每个人的情况不一样，如血压高的患者，你还可以放些不同的中药在里面，枕上以后，挺舒服的。有些人说，这么硬的东西，枕上去可以吗？告诉大家，可以。我每天晚上，就枕一个这样的枕头。我枕的也是一味中药，叫寒水石。如果大家有兴趣的，不妨一试。我常年用计算机，颈椎不舒服，这几年枕这个硬枕头感觉，效果不错。

民生汇百态

我们日常生活中防虫是非常重要的一个事情，防一些蚊虫，还有一些小的爬虫。古人见面,有一个问候语是什么呢?"别来无恙"。"恙"指的是什么?是小虫子。换句话说:"昨天晚上没有被虫咬吧?"因为过去是铺席子,席地而坐。比如主席,你是居于一个席子的首位,那叫主席。

中医药民俗已经融入到了我们的日常生活里,包括我们的言谈话语。大家一见面,常问候:你今天气色真好。"气色",指的是什么?讲的就是中医的望诊。您说,人要"心平气和",其中的"心""气";这个人今天受了点惊吓,"心惊胆战";"心领神会","心""神",这里面讲的都是中医的一些词汇。

古风气尚存

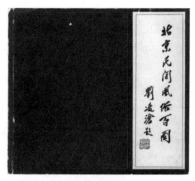

《北京民间风俗百图》

在 1984 年,我研究生快毕业的时候,一次到北京图书馆查数据,出门时在他们的小卖部,发现了一套《北京民间风俗百图》。这部书是清代保存在故宫里的一些民间画,很多和我们中医药都相关。

我想现在很多人都见过这幅图,"串铃卖药图"吧,这里讲的是中医的一种传统行医方式。大家不要小看这个串铃卖药,很多名医名店都是起始于串铃卖药。我举一个例子,李时珍的爷爷,李晓山,就是一个铃医。大名鼎鼎的"同仁堂",360 多年的历史,同仁堂的先祖就是浙江的铃医,摇着铃卖着药进了北京城。

"卖槟榔图"。槟榔,湖南、海南、台湾地区的人一定很熟悉。民歌中唱到:"高高的树上结槟榔,谁先爬上谁先尝。"歌词是很美的。槟榔,好

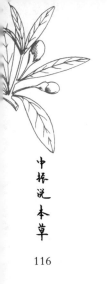

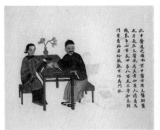

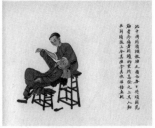

医道图　　　　　　　剃头放睡图

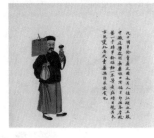

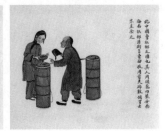

串铃卖药图　　　　　　卖槟榔图

似灵芝一样，名字起得非常动听。槟，与"宾客"的"宾"音相近；榔，郎君。古代人见面打招呼，先送槟榔。《红楼梦》里面有这样一个情景，花花公子贾琏跟尤二姐初次见面的时候，怎么搭话的？先问："槟榔荷包也忘记带了来，妹妹有槟榔，赏我一口吃。"说明当时槟榔是一种零食，都随身带着的。这个地方描写的是在京城内，一个走街串巷的，担着两袋槟榔，而且拿着一个槟榔刀。当时卖的是干槟榔。我们说的"百刀槟榔"，老药工把一个圆圆的干槟榔可以切成一百刀。李时珍对槟榔有非常生动简洁的描述："醒能使之醉，醉能使之醒，饥能使之饱，饱能使之饥。"台湾吃槟榔是一道风景，司机大都嚼槟榔，不但可以提神而且嚼槟榔的人很少有胖的。我第一次吃槟榔，放在嘴里，嚼了以后也就是几十秒的样子，喘不过气来。不但喘不过气来，蹲下了站都站不住。当时就是憋气啊，因为这个槟榔里面有什么呢？有槟榔碱，它能够造成肾上腺素急速增加。所以大家初次尝试槟榔的时候，请一定要小心。有人说槟榔值得吃，有人说槟榔吃多了以后导致口腔癌，那是指吃多了。《本草纲目》告诉了我们很多的医药知识和值得探讨的课题，我觉得槟榔就是一个。

天地三才和

　　我们中国有"四大发明"，即造纸、印刷术、火药、指南针。那还有人说如果中国列到第五个发明，会是什么？中国是一个农耕大国，我们有农耕文化，中国的农业历法，有一个"二十四节气歌"，这是我们的一大发明。"春雨惊春清谷天，夏满芒夏暑相连，秋处露秋寒霜降，冬雪雪冬小大寒"。当时古人发现这个规律，把它总结出来，是相当的不容易。这是经过了长期的观察，反复不断实践总结出来的。提到了"二十四节气"，它和我们的养生、食疗、民俗有什么关系呢？这里我来顺着节气，讲几个故事吧。

春意正融融

　　第一个，"春雨惊春清谷天"。春节与立春，一个是节日，一个是节气，人们在欢庆新年开始之际，也在迎接着春天的到来。春节大家聚会，喝屠苏酒。屠苏酒是什么？宋代的王安石有一首诗《元日》："爆竹声中一岁除，春风送暖入屠苏。千门万户曈曈日，总把新桃换旧符。"这里的屠苏酒中就有一些常用的中草药泡在里面。

二十四节气

　　"春雨惊春清谷天，夏满芒夏暑相连。秋处露秋寒霜降，冬雪雪冬小大寒"，"二十四节气歌"，很多人从小就会背诵。

　　2016 年 11 月 30 日，联合国教科文组织保护非物质文化遗产政府间委员会正式通过决议，将中国申报的"二十四节气——中国人通过观察太

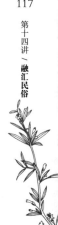

阳周年运动而形成的时间知识体系及其实践"列入联合国教科文组织人类非物质文化遗产代表作名录。

二十四节气是中国古代劳动人民通过观察太阳周年运动，认知一年中时令、气候、物候等方面变化规律所形成的知识体系和社会实践，是中国古代订立的一种用来指导农事的补充历法，用于指导农业耕种。

古代天文学家早在周朝和春秋时代就用"土圭"测日影法来确定春分、夏至、秋分、冬至，根据一年内太阳在黄道上的位置变化和引起的地面气候的演变次序，将全年平分为二十四等份。

从西汉起，二十四节气历代沿用，指导农业生产不违农时，按节气安排农活，进行播种、田间管理和收获等农事活动。

夏日赤炎炎

"夏满芒夏暑相连"。雄黄是干什么的？《白蛇传》是一个美丽的传说。白素贞是一位修炼千年的蛇妖，为了报答许仙前世的救命之恩，化为人形。她施展法力，几经波折后与许仙相识，终成眷属。但金山寺老和尚法海挑拨，对许仙讲白素贞是蛇妖，并让许仙端午节拿雄黄酒去试一试。雄黄酒是用来防蛇的，蛇最怕这个东西。果不其然，白娘子经不住许仙的劝诱。这个白娘子想啊，我修炼这么多年，喝点雄黄酒应该没事。结果喝了以后现了原形，将许仙给吓死了。白娘子又为了救他，去昆仑山盗仙草。盗的什么仙草呢？就是灵芝。

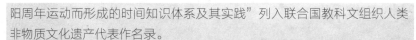

雄黄是什么？

雄黄在古代故事里很常见，端午节还要饮雄黄酒，老百姓大概知道雄黄可以避蛇虫，却有大毒。雄黄是硫化物类矿物雄黄族雄黄，主要成分为二硫化砷（As_2S_2）。"信口雌黄"的"雌黄"也跟雄黄有关，雄黄加工后就可变成雌黄，主要成分为三硫化二砷（As_2S_3），使用前必须经过炮制。矿物药虽然多含有重金属，但古籍、药典的记载都是需要炮制才能内服或外用的，服药量也必须控制在安全范围。只要使用得当，矿物药不一定是弃如敝屣的石块，也不一定是穿肠毒药。

　　端午节还有一个重要的习俗，那就是挂艾叶。过去30年间中医药在逐步走向世界，最先走出去的是针灸。现在美国将近3万人有了针灸的执照。针灸真的走出去了？其实不尽然，我们的针出去了，灸并没有出去。灸是什么？灸就是利用艾叶进行治疗的方法。灸是非常好的一个东西。孙思邈有一句话："针而不灸，非良医也。"灸有什么作用？如果说平常最简单的，拿艾每日灸一灸足三里最好。孟子有一句话："七年之病求三年之艾。"陈皮是要用陈的，艾叶也是要用陈的。我曾经前后五次去过蕲春。去蕲春一是去拜谒李时珍，另外，也是去看蕲春艾叶。因为蕲艾是蕲春的一个地道药材，蕲艾的效果的确是很不错的。不仅中国人在关注蕲艾，海外人也在关注。蕲艾点起来以后不是总有烟吗？日本和韩国都做出了无烟艾，现在应用得也比较多。这些年街上出了很多的足疗、药浴店。如果身体是属寒性的体质，冬天去泡脚，用什么最好？我的答案是艾叶最好。

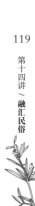

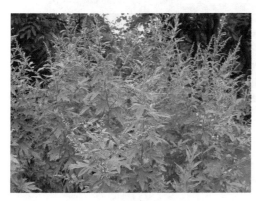

艾的原植物

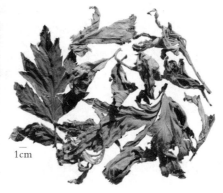

1cm

艾叶饮片

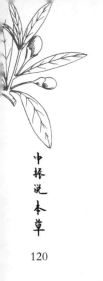

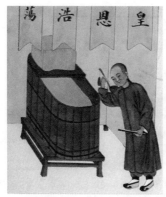
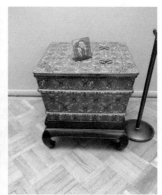

皇恩浩荡——舍冰水图　　　　清代景泰蓝"冰箱"

　　也是在那本民俗百图里面，有这样一幅图：背后的黄布上写着"皇恩浩荡"。过去不仅是减租减息，免税、大赦天下才算皇恩浩荡。日常生活中，对百姓来讲最大的皇恩浩荡是什么？我冷了您给我发件棉衣，我热了您给发块冰块。北京过去有一道风景，就是夏天发冰水。我在北京长大，北京有什刹海、北海，过去冬天专门组织人去凿冰，挖地窖，把大冰块放进去。夏天把大块大块的冰拿出来。清代的冰箱是什么样的？这是清朝的一个景泰蓝冰箱，工艺很精致。

秋收与冬藏

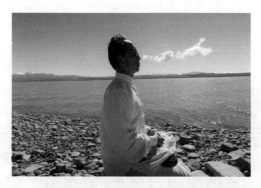

作者在新西兰打坐

　　"秋处露秋寒霜降"，秋天有哪些风俗呢？王维写的《九月九日忆山东兄弟》："独在异乡为异客，每逢佳节倍思亲。遥知兄弟登高处，遍插茱萸少一人。"这个"茱萸"指的是"吴茱萸"。吴茱萸是芸香科的植物，成熟的时候就像花椒一样，果实是红红的。

"冬雪雪冬小大寒"，冬令大补。在上海、广东，自古以来有这样的一个习俗：熬膏滋药。膏方是一个很好的补益方法。我这里还展示了一个很醒目的大糖葫芦，这个在北方比较流行。为什么冬天吃糖葫芦呢？过去生活比较贫困嘛，没肉吃，一到过年的时候，赶上有大鱼大肉，有些人就吃多了。山楂就有这样一个功能——专门消肉食积滞。

生生永不息

从春夏秋冬到衣食住行都和中医药相关。这是中国邮政发行量最大的一套邮票。最小的面值可能市面上已很少见了，最小的面值是一分钱，最大的面值五块钱。这是一套民居邮票，图案是中国古代建筑、现代建筑，也能代表中医药的民俗。北京的四合院，为什么建成这样？因为北方冷，长辈住北房，也是正房，选朝向一定是坐北朝南的；两边的

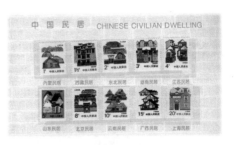
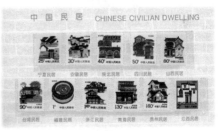

民居邮票

厢房当然是后辈、儿孙辈住的。云南的民居为什么要住竹楼啊？因为南方比较湿，又多虫，竹楼下边的空间还可以养牲畜。我这里还寻来一套文物，这些文物也是我在筹建博物馆的时候，当时一个大慈善家，徐展堂先生的基金会捐献出来的。这是一套明（冥）器，就是陪葬品。"明"

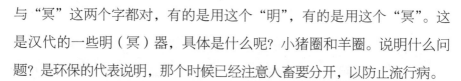

与"冥"这两个字都对，有的是用这个"明"，有的是用这个"冥"。这是汉代的一些明（冥）器，具体是什么呢？小猪圈和羊圈。说明什么问题？是环保的代表说明，那个时候已经注意人畜要分开，以防止流行病。

衣食住，最后讲"行"。"行"是指运动，包括八段锦等等。我们有"太极拳"，大概是明代就出现的。再早还有华佗的"五禽戏"。再早找一下，长沙马王堆汉墓里面发现的导引图。这些都是我国古人在进行医疗保健当中所做的一些尝试，也正是有这些健康的运动，护佑着我们的中华民族繁衍昌盛。

中医药与中国的民俗有着千丝万缕的联系，二者水乳交融。中医药的健康理念融入了我们的日常生活，体现于我们的言谈话语、衣食住行。

春夏秋冬，天南海北，从日常生活到精神信仰，中华民俗中浸润着中医药的智慧，中医药的健康习俗护佑着海内外亿万华夏子孙。

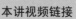

本讲视频链接   本讲音频链接

中振说本草

第十五讲

中药炮制

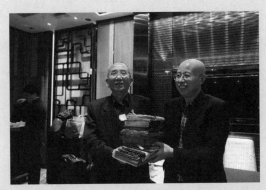

郑金生教授（左）爱书、读书、淘宝、献宝。右为梅全喜教授

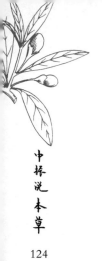

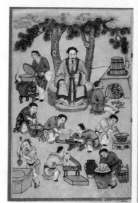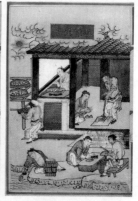

《补遗雷公炮制便览》＜左图＞及炮制附子图＜右图＞

　　10 年前的一天，我接到一个电话，是大师兄中国中医科学院的郑金生教授从北京打来的。郑兄是一位非常著名的医史文献学家，《中国本草全书》就是他主编的。他在电话里兴奋地说：我在中医研究院新发现一套中药彩色图谱，我从来没有见过！听到这个消息我都有点吃惊，这位老兄在图书馆泡了三十多年，怎么还有他没见过的书呢。

　　今天我把这套书带来了，非常珍贵，是什么呢？是中国明代出版的一套书《补遗雷公炮制便览》。这套书是在中国中医科学院的保险柜里发现的，一共十四卷，1193 张图，内容都是中药炮制。中间这幅图，正中端坐的人物是谁呢？雷公，《雷公炮炙论》的作者雷敩。周围有九个人物，他们在做什么呢？都在做传统炮制，蒸、炒、炙、煅……

炮制终为何

　　中药为什么要炮制呢？如果翻开我们的教科书，大概写炮制有八项功能。简单的说就是两项，一个是减毒，一个是增效。2015 年 9 月10 号香港地区的报刊有这样一则消息，有些人在云南用野生的草乌炖猪脚，之后发生中毒。乌头是什么？附子是什么？妊娠禁忌中有："蚖斑水蛭及虻虫，乌头附子配天雄。"这都指的是毒剧药。川乌，大家知道，是毛茛科植物乌头的母根，附子是贴附在它身上的子根。大家知道天

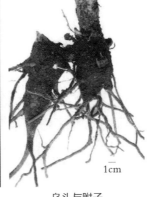

乌头原植物　　　　　乌头与附子

雄吗？没有听说过？为什么没有听说过？因为很少有人用了。我们去查李时珍的《本草纲目》，那里面也没有写清楚。大家吃过大蒜。什么是独头蒜？一般的蒜都是一瓣一瓣的，独头蒜是很大的不分瓣的蒜。天雄就是像独头蒜一样的，就是川乌、附子不分家时长得很大的一个块根。川乌、附子假如炮制做不好，很容易发生中毒。我查了一下文献，过去20年中，中国内地药监局做过一个统计，由于乌头类药材炮制不合格发生的中毒事件将近5000例。这是官方发布的数据，在香港地区这种事件也经常发生。

这让我想起一个故事，关羽关云长刮骨疗毒，大家都听说过吧？当时关羽去打樊城，曹仁一箭射在他的臂膀上，那是一支毒箭。过去人们为什么要在箭头上涂毒呢？因为射箭很难做到百发百中，或者是一箭致命，是吧？谁有那么大本事一箭正中咽喉呢。换句话说，古人盔甲中间有一块护心镜，但心脏在左胸，真要对准护心镜射也伤不了性命，歪打正着射在边上没准还能致命。古代射箭的时候，经常把那个箭头上涂上毒。

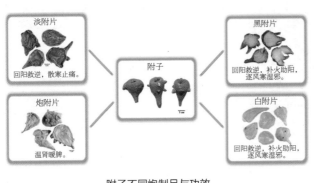

附子不同炮制品与功效

这是什么毒呢？就是乌头碱，一种生物碱，现在研究证明这是可以致命的。当时华佗给关羽刮骨疗毒刮的就是乌头的毒。

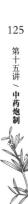

当年我在日本的时候，读过一个图财害命的连篇报道。一个女嫌疑人是个"蛇蝎美人"，人长得挺漂亮，但是她的心肠非常狠毒，先后三任丈夫都让她毒死了。后来警视厅去调查，发现她院子里栽的有一种植物就是黄花乌头，是她作案用的原材料。

在《补遗雷公炮制便览》里有非常明确的规定，附子是如何进行炮制的。大家看这幅图，附子拿来以后要先用刀切，流水洗，放在阳光下晒干，再进行煎煮。然后挖一个地坑放到里边，明确写上放到两个星期以后才可以拿出来。这是明代炮制附子的方法。现在的附子有不同的炮制方法，有黑顺片、白附片，若到了附子产地四川江油，还会有更多不同的炮制规格。我们课题组曾经对附子进行过研究，先后对这九种不同规格的附子进行过比较，发现既是它的有效成分，也是有毒成分的乌头碱，炮制前后含量相差 180 倍。

《补遗雷公炮制便览》

"明代佚名宫廷画师编绘的《补遗雷公炮制便览》是近年才为众人所知的国宝级珍稀古籍，也是中国现存彩绘药图最多、内容独特的稀世本草图谱孤本。该书以中药形态及炮制法为彩图主题，现存 1128 幅彩图绚丽异常，美不胜收。2010 年该书被列为国家一级重点古籍。

据《补遗雷公炮制便览》所存手绘牌记，该书绘成于明万历辛卯年（1591），比《本草纲目》最初出版时间还早两年。该书的装帧形制及彩图风格表明，其编绘者当为明代宫廷画师。此书编成后，深藏宫中，至清末流出宫外，百余年间历经坎坷劫难，最终收藏于中国中医科学院图书馆。"——引自 2012 年郑金生考校《补遗雷公炮制便览》序

《补遗雷公炮制便览》共 14 卷，配有精美彩图 1193 幅，其中包括罕见的 219 幅炮制图。

炮制贯古今

中国古人对炮制已经有一个很明确的概念。临床用药前，大概百分之七十的药材都要经过加工炮制。李时珍《本草纲目》的 1892 种药里，收录有 330 味中药明确的炮制方法。当时叫修治，这个词我们的教科书已经不用了，但在日本依然沿用。

关于炮制的课题，这些年不但中国人重视，国外也越来越关注。

古代和现代的中药炮制发生了一些变化。即使是现在，中国内地和香港地区的炮制也有不同的标准。比如说有的药材，中国内地是横着切，香港地区是纵着切；有的内地是切成丝，这边切成片。炮制其实就像平常做饭一样，里面要加一些佐料，炮制要加哪些辅料呢？酒、醋、盐、姜、蜜、油。为什么炮制的佐料要说一下呢？醋，应该用什么醋？大家知道中国有多少种醋？有黑醋、白醋、红醋、米醋……酒呢？红酒、白酒、黄酒……炮制应该用多少度的酒？十几度的？三十几度的？五十度的？我们近邻越南，中药在汉代就传过去了，他们炮制用酒是四十多度的，在他们药典里已有明确规定。我们中国用的酒呢，用的是十几度的。用不同的酒效果一定是不一样的，所以推行炮制的规范化是很重要的。

中药炮制历史悠久

中药炮制具有悠久的历史，历代本草著作和医方典籍多记载有中药炮制的内容，早至成书于春秋战国时代的《五十二病方》中已经有中药炮制的记述，例如燔、煅、熬、酒醋渍等方法。成书于南北朝刘宋时期的《雷公炮炙论》，总结了前人炮制方面的记述和经验，是中国第一部炮制专著，这与后来明代缪希雍的《炮炙大法》和清代张仲岩的《修事指南》并称中药炮制学的三大代表性著作。

炮制技虽繁

大枣和红枣有什么区别？没区别。挑大的，经过蒸制，就是现在的大枣，红枣就是没经过炮制的。

巴豆大家听说过吗？干什么用的？泻下的，作用很峻猛。直接吃巴豆挺危险的。我不由想起上大学时候的一个例子，班上有位同学很有神农精神，老师说这是泻下的，他不信，拿着巴豆就吃，结果还没下课就有

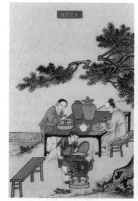

《补遗雷公炮制便览》
炮制巴豆图＜左＞

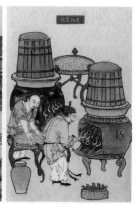

《补遗雷公炮制便览》
炮制地黄图＜右＞

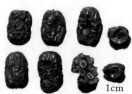

红枣　　　　　大枣（乌枣）

反应了，老师着急了，赶快熬绿豆汤。绿豆可以解巴豆毒，绿豆是寒性的，巴豆是热性的。这是我身边发生的例子。

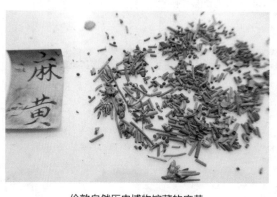

伦敦自然历史博物馆藏的麻黄

还有一个例子，地黄，我们上次提到了一个常用中成药"六味地黄丸"，而且我也提到地黄要用栽培的。地黄有没有野生的呢？有，野生的做什么用？白居易有诗为证："凌晨荷锄去，薄暮不盈筐。携来

朱门家，卖与白面郎。与君啖肥马，可使照地光。愿易马残粟，救此苦饥肠。"野生地黄喂马是不错的。我们栽培的地黄，鲜地黄可以滋阴清火。而六味地黄丸一定要用炮制的熟地黄，可以滋阴。这是古代的一个炮制例子。讲到地黄，一定不是说加点酒简简单单蒸一蒸就可以了，里面有非常严格的炮制工序——九蒸九制。

不敢减人工

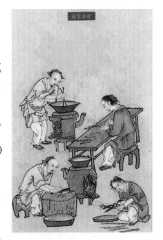

《补遗雷公炮制便览》
炮制麻黄工序图

在伦敦的自然历史博物馆，我看到过一批药，九十多种三百多年前的中药，这里面其中一味药就是麻黄。我看到的麻黄，都是小小的、一节一节的。看看《补遗雷公炮制便览》这部书的时候，一下就明白了。

三四百年前炮制麻黄，古人讲究用麻黄的时候要去节。不但讲到了，而且当时就是这么做的。你看这个麻黄，先用一把大剪子剪成一段一段的，把节去掉。因麻黄碱主要集中在髓部。炙麻黄要用蜜炙，最后再用于临床。当然《补遗雷公炮制便览》是供皇家用药参考的的一种炮制方式，与大生产不同。中药正在面临从传统的炮制规格在向大规模的生产进行转换。

中药炮制是根据中医药理论，根据用药需要和药物自身性质，以及临床调剂的不同要求，所发展出来的一种独特的制药技术，是国粹精华。

中药炮制方法多种多样，主要目的在于减毒与增效。"品味虽贵必不敢减物力，炮制虽繁必不敢减人工"。有了好的炮制，才能更好保障中医临床安全有效用药。

本讲视频链接　　本讲音频链接

第十六讲

用药安全

中药说本草

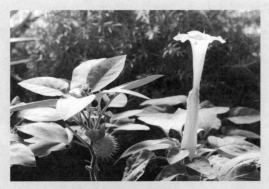

洋金花原植物

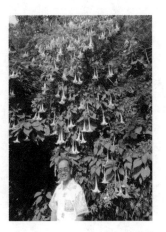

木本曼陀罗

在我开讲之前，先给大家看一下今天带来的宝贝，这个是五花茶。其实谈到五花茶，在香港地区是非常常用的。五花茶是由什么组成的？有什么花？我这里也列了一些：金银花、木棉花、菊花、鸡蛋花、葛花、水翁花。还有什么花？玫瑰花、茉莉花、夜合花……真是五花八门啊。

我在不同的场合问过很多人，也曾得到过不同的答案，甚至有人告诉我"用什么花都可以"。那我们看看这是什么？洋金花。我这里不是凭空杜撰，2003年的时候，有一天香港医院管理局的中毒咨询中心打电话给我，说："赵博士你赶快来一下，我们这里发生了中毒事件，有些人喝了五花茶以后出现翻肠倒肚、瞳孔放大的情况。"我赶过去后把五花茶的处方都看了一下，没有一个药会发生这种情况。后来我问他"五花茶"存样还有没有呢？结果他们把剩下的五花茶给我，我看后大吃一惊。这是什么呢？是香港中药的四大毒草之一——洋金花。这个例子告诉我们五花茶不是什么花都可以用的。

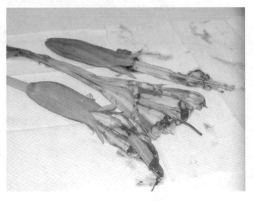

混入"五花茶"的洋金花药渣

药　材	来　源	鉴别要点	功　效
洋金花 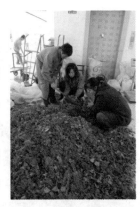	茄科植物白花曼陀罗 *Datura metel* L. 的干燥花	花大、喇叭状，花筒较长，花完整者长 9～15 cm；花萼常见，花萼呈筒状	平喘止咳，镇痛止痉
闹羊花	杜鹃花科植物羊踯躅 *Rhododendron molle* G. Don 的干燥花	数朵花簇生于一总柄上；花筒较短，花完整者长 2.5～4 cm；花萼少见	驱风除湿，散瘀定痛
泡桐花	玄参科植物毛泡桐 *Paulownia tomentosa* (Thunb.) Steud. 的干燥花	萼筒少见，花冠具毛，花冠内有紫色斑点	清肺利咽，解毒消肿
凌霄花	紫葳科植物美洲凌霄花 *Campsis radicans* (L.) Seem. 的干燥花	萼筒多存在，硬革质，先端 5 齿裂，裂片长约为萼筒的 1/3；花冠内表面具明显的深棕色脉纹	清热凉血，化瘀散结，祛风止痒

与洋金花混淆的药材

识药验正身

中药细辛是什么药？辛温解表药。细辛、细辛，是指它的根很细，口尝有非常辛辣的感觉。细辛应该用什么部位呢？应该是用它的根。我调查了一下，市场上有些人眉毛胡子一把抓，把细辛的地上部分也做药用，结果出现了马兜铃酸中毒事件。我们课题组对它进行过研究，发现细辛

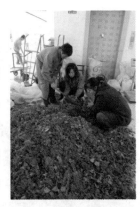

细辛叶被混用入药

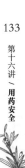

应该药用的是地下部分。地上部分叶子中马兜铃酸的含量是很高的，超过地下部分的几十倍。为什么细辛地上部分会被混入呢？这要从植物的鉴别谈起，因为细辛的花开在植物的基部，只有看见花才容易分清是哪种细辛，一种叫华细辛，一种叫辽细辛，还有一种是汉城细辛，来自东北。当时为了鉴别，有些人就把地上部分一起运过来了。

细辛不过钱

对于细辛的用量限制，有人考证，汉代张仲景的汤剂方中，细辛的用量较大，以公制计量单位算，由最低 13.92g 至最高 41.76g。宋代的陈承认为细辛研末内服不能超过半钱匕。"匕"，音同 "比"，钱匕是古代量药器具，亦为取食器皿，后代的羹匙由它演变而来。宋代的半钱匕相当于 0.3g，明代的李时珍将 "半钱匕" 改为 "一钱"，相当于 3.73g。此后，人们常忽略了这是细辛在用作散剂时的剂量限制，逐渐演变成 "内服细辛均不宜超过一钱" 的定论。临床上也流传有 "细辛不过钱，过钱命相连" 的说法。以上说明，古今细辛的用量是有变化的，一般来讲，用作散剂时的剂量要小于汤剂。2015 版《中国药典》规定的剂量是汤剂每次用.1 ~ 3g，散剂每次服 0.5 ~ 1g。

再举一个例子——小柴胡汤，非常好的方子，临床上用于治疗邪在半表半里证。小柴胡汤不但在中国用得很好，也输出到了日本，非常受欢迎。到了什么程度呢？我统计了一下日本的用药，"七汤二散一丸"中，用的最多的就是小柴胡汤。小柴胡汤在日本有多少人用呢？27% 的临床医师都在用。大家可以想象，全国有四分之一的患者在用一个相同的处方，不出事才怪呢。所以到了 1996 年，因服用小柴胡汤导致 88 名患者出现大叶间质性肺

新疆甘草原植物

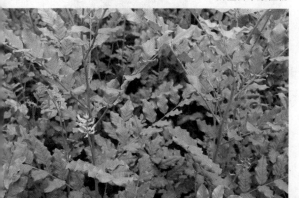

炎，最后 10 个人死亡了。这个事件对日本整个汉方药界、中医药界造成了极大的打击，中药销售额直线下降。小柴胡汤事件，也带给我们一些启示。当时我在日本，组织了在日本的中国学者和日本的一些教授一百多人，写了一本书，叫《日本传统医药学现状与趋势》。"小柴胡汤"事件给我们带来的启示是："皮之不存，毛将焉附。""皮"指的就是中医理论，如果不掌握中医理论，不懂辨证施治，那么今后类似的"小柴胡汤事件"还会发生。

用药讲剂量

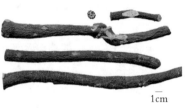

1cm
甘草药材

日本的《日本药局方》中收录的一味常用中药"国老"——甘草，应用率最高。哪里的甘草好？西北的？新疆的？日本进出口管理部门曾有一条明确的规定，中国新疆的甘草不可以进口。为什么？有些人当时还抗议，说他们是贸易保护。为什么宁夏的甘草、山西的甘草就可以用呢？理由很简单：新疆甘草质量太好了。为什么说它好？新疆甘草的有效成分——甘草酸含量太高了。《中国药典》规定甘草中甘草酸含量不低于1.8%，而新疆甘草甘草酸含量超过 8%。我们换一个角度看，西药大家都吃过，阿司匹林，成人吃一片，小孩减半吃半片。中医药也一样，一般山西甘草、内蒙甘草含量为 2% 的话，新疆甘草含量一下加了几倍。用药的关键是质量要稳定，这样医生才好把握权衡。新疆甘草的事例，提醒我们一定要关注中药剂量，有下限也要有上限。

有一次一个日本朋友问我，赵先生你说韩国有什么好东西可以买？我说有个东西不错，他们叫红参，也就是高丽参，你可以买来尝尝。过两天他旅游回来了，我又见到他时，一脸不高兴的样子。我问："韩国的旅行不错吧？"他哭丧着脸说："赵先生，你告诉我那个信息不对，韩国的高丽参不好。"我说："为什么不好？""吃了以后流鼻血"。我问："你吃了多少啊？"他说："吃了三根。"我笑着说："你吃的少了一点，吃十根还得送医院看急诊呢。"这说明什么问题？东西好不好，关键在一个词，"剂量"。西药也好、中药也好，包括食品，馒头好吃，一次吃十个试试？

人参集解

人参在 2000 年前的《神农本草经》中被列为上品，谓其补五脏，安精神，定魂魄，止惊悸，除邪气，明目，开心益智……

迄今发现的 3500 年以前中国商代的金文中，已有"参"字。汉字的特点之一是象形。"参"字属上下结构，上半部描绘的是人参伞形花序上的三个浆果，下面是双腿迈开的人形，带有三条须根。古人多用数字三代表多数，故果实画了三个，须根画了三条。人参，古书记作人参（音 shen），李时珍在《本草纲目》的释名项下曰:人参年深，浸（同"参"—李时珍另释）渐长成者，根如人形，有神，故谓之人参。"人参"这两个字，前一个字表示药材的形状如"人"形，第二个字形容药材生长缓慢。"参"字后被简化，借用天上参星的同音字"参"来代替。

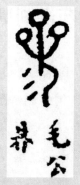

金文中的参字

前面提到了很多的植物药、动物药，其实中药里面有相当的一部分药是矿物药。矿物药在《神农本草经》里所占比例超过 10%。现在矿物药依然是中药的重要组成部分。我们对中药的认识，有没有毒，要看它以哪一种形式入药，还有就是用多少，比如朱砂。朱砂安神丸是很好的中成药，但很多人说朱砂里边有汞。我想用汞的时候可能大家要先看一看它是以游离汞的形式出现的，还是结合汞的形式出现的。当它以结合汞——硫化汞

(HgS) 这种形式，化学性质是很稳定的，到胃肠里也不会被吸收。所以我们提到中药的使用，和剂量相关，和制剂的形式也是密切相关的。

相生与相克

中药有十八反、十九畏、妊娠禁忌。在金元的时候已经编成了方歌，广为传唱。本草明言十八反，半蒌贝蔹及攻乌。这是讲了乌头和一些药物的相反。讲到十九畏，"硫黄原是火中精，朴硝一见便相争"，这是讲到中药里边哪些药物不能在一起用。谈到妊娠禁忌那就更多了，这里面列了几十种药，"蚖斑水蛭及虻虫，乌头附子配天雄"。中药在临床使用当中是不是只有十八反、十九畏和妊娠禁忌就可以了呢？不是的。李时珍的《本草纲目》里面提示要注意相反、相畏，不能一起用的中药大概有 200 多对。今后大家脑子里要有这个概念，而且要参考《中国药典》。

朗朗上口的十八反、十九畏、妊娠禁忌

十八反：本草明言十八反，半蒌贝蔹及攻乌。藻戟遂芫俱战草，诸参辛芍叛藜芦。

十九畏：硫黄原是火中精，朴硝一见便相争。水银莫与砒霜见，狼毒最怕密陀僧。巴豆性烈最为上，偏与牵牛不顺情。丁香莫与郁金见，牙硝难合京三棱。川乌草乌不顺犀，人参最怕五灵脂。官桂善能调冷气，若逢石脂便相欺。大凡修合看顺逆，炮爁炙煿莫相依。

妊娠禁忌歌：蚖斑水蛭与虻虫，乌头附子及天雄，野葛水银暨巴豆，牛膝薏苡并蜈蚣，棱莪赭石芫花麝，大戟蝉蜕黄雌雄，砒石硝黄牡丹桂，槐花牵牛皂角同，半夏南星兼通草，瞿麦干姜桃木通，硇砂干漆蟞爪甲，地胆茅根与蔗虫。

中药有没有毒？应该这样讲，中药是有毒的。所谓的毒，是指中药的一种偏性，早在两千多年前，中药理论的奠基著作《神农本草经》已经明确规定了中药上、中、下三品，上品养命，中品养性，下品治病。上品养命，有一个很流行的日本产品"养命酒"，名称是取自中国《周礼》里的一个概念。《神农本草经》凡是上品都会提到：久服下气、轻身、耐老。什么意思呢？久服指安全性，可以长期服用。下气，气以降为顺。轻身，好多人减肥，概念应该是从《神农本草经》来的。如果你能做到气也顺了、身也轻了，那自然就可以达到健康长寿的目的。

古人把中药分成上、中、下三品，现在有没有这个概念呢？有的，香港地区在 1999 年开始实行中药管理，把中药分为两类，毒剧中药 31 种，常用中药 574 种。最近有关中药中毒的投诉比较多，我们不妨来做一个对比。西药有没有毒副作用？西药一定有毒副作用。那为什么现在好像大家容忍的程度比较高，西药中毒就是应该的，中药中毒就是不应该的呢？我们对于中药药性要有客观的认识。再有一个中药的管理方面，有些西药管理的方法和制度是值得参考借鉴的。西药已经有了一个严格的法医学的管理体制（Forensic Classification System），西药被分为五类，比如常见的非处方药 OTC 药（Over The Counter，非处方药），又如抗生素类一定要拿到医生处方，还有吗啡类药在一般情况下不可以用，在战场上救急、在生命垂危之际、在医生的指导下，止痛的吗啡依然是一个非常好的药物。

合用需探讨

这些年来中草药也好、西药也好，用得越来越多。前面提到中药之

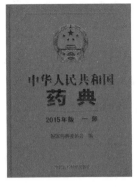

《中国药典》2015版

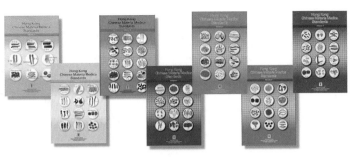

《香港中药材标准》1～7册

间有一些相反、相畏的关系已经比较清楚了，历史上也有不少记载。而西药在上市之前，西药与西药之间的相互作用也有很多的研究。那新的课题是什么呢？就是中药和西药可不可以一起同用。近年这个课题已经引起了大家的关注，而且进行了一些初步的研究，比如说有些药物不能一起使用，西药的 Warfarin 本身是抗凝剂，在香港地区被称为薄血药，和中药的当归等活血药合在一起用就不好。还有一些比如协同用药，在癌症治疗时，在医生的指导下应用十全大补丸效果是不错的。中西药相互作用问题很多都有待进一步探讨研究。

当然，药物可不可以用，《神农本草经》也好、《本草纲目》也好，毕竟都是古人的著作，现在用药要参考哪些？在香港地区有《香港中药材标准》，在中国内地，我推荐《中华人民共和国药典》。在国际上比如像《美国药典》，有 140 多个国家应用它的西药标准，现在他们也在逐渐把中药的标准增加进来。

《美国药典》（食品补充剂）标准

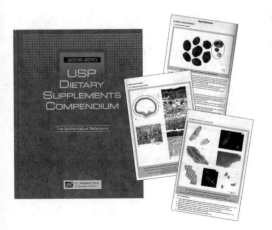

澄清中药的品种混乱也好，进行规管也好，单靠学界的力量是不够的，要靠学界、业界、政府几方面的努力。过去这几年我们和香港地区的消费者委员会、香港中药联商会、中医学术团体和政府联合做了一些工作，取得了一定的成效。今后仍需要进一步的合作。

第十六讲／用药安全

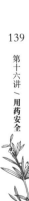

安全用药是古今中外都很重视的问题，作为药物应用的三大要素：安全、有效、可控，安全是第一位的。

中药的偏性与毒性是客观存在的。中药大多数来自于天然，质量容易受到品种、药用部位、产地、采收季节、炮制方法、贮藏条件、用量的影响。配伍禁忌不容忽视，把握好剂量至为重要。与此同时，对于中西药物相互作用的新课题有待进一步的研究探讨。

皮之不存，毛将焉附。了解中医理论是使用好中药的前提。制定中药标准，推动中药的标准化与建立完善的管理制度，是临床安全用药的根本保障。

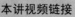
本讲视频链接

本讲音频链接

香料之路

第十七讲

中振说本草

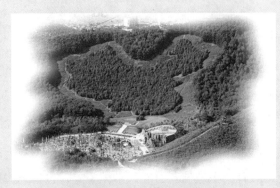

1997 棵沉香树组成的中国地图

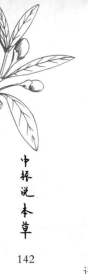

　　请先看这幅中国地图。香港名称从何而来？香港香港，运香之港。运的是什么香？是中药沉香。有何为证？ 1997年纪念香港回归时，这是很多历史学家考证香港名字由来时得出的结论。为了纪念这一日子，在香港邻近的深圳植物园山坡上用了1997棵沉香树组成了这幅中国地图。

香远益清处

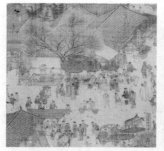 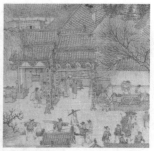

清明上河图局部"刘家香料店"　　清明上河图局部"赵太丞家"

　　香港自古以来归东莞管辖负责运香。这是用沉香雕的一个杯，外观如犀角杯一样。另一块是伽南香，市面上售价很高，这块卖了700万港币。沉香是四大香之首，大家知道有哪四大香吗？沉香、檀香、麝香、龙涎香。有一些是与老百姓日常相关的，也有一些是过去达官贵人才用的，还有一些是进贡举行仪式才用的熏香的香料。北宋张择端的清明上河图，画的是宋代的街景，大家要是仔细找可以找到，赵家开的药材铺，还有一个刘家开的香料店，写的刘家上等成色沉香、檀香。

　　我国在倡导"一带一路"，让我们回顾一下丝绸之路是在运什么？海上丝绸之路在运什么？陆上丝绸之路把中国的丝绸运到西方，海上丝绸之路把中国的瓷器运到西方，运回来的是什么？我们平常讲国际贸

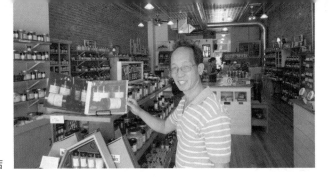

作者在美国香料店

易、交流，你有什么我有什么，把中国的丝绸瓷器运出去，把外国的香料运回来，无论是北方的丝绸之路还是云南的茶马古道。云南茶马古道主要把中国的茶叶运出去，也是把西方的香料运回来。我在美国科罗拉多州见到，在一条街上主要和中国相关的就两个店，一个是香料店，一个是药材店。药材店卖的有西方的草药，也有东方的草药，香料店和草药店放在一个等同的位置上。

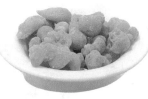

乳香原材料

有一句俗语说，形容生活好：吃香的喝辣的。火锅就是"吃香的喝辣的"的典型代表。火锅里可以放很多香料，葱、姜、蒜、桂皮、月桂、八角、胡椒、花椒等。

古代大多数香料主产地在哪儿呢？一个是印度，一个是印度尼西亚，中东地区、阿拉伯半岛主要产乳香、没药等。现在大家到阿曼、迪拜依然可以看到他们主要还从事这些贸易。像小豆蔻，被称为香料之后，多在阿曼卖，包括我们前面曾讲到刘海若的事件，当时她用的安宫牛黄丸，里边有一些开窍醒神凉开的药物。中药还有一个温开的药物叫苏合香丸，中国古代是不产苏合香的，古代天竺（今印度）还有苏合国（今伊朗）主产苏合香。

豆蔻有什么作用？

有很多与豆蔻近缘的、同属的芳香类植物的果实种子，作为香料、中药。姜科山姜属的多种植物，有白豆蔻、草豆蔻、小豆蔻、红豆蔻、小豆蔻、肉豆蔻、草果。豆蔻也是药食兼用的保健品。在各地的烧鸡或熏肉等肉类加工食品中所加入的香料调味品里，也每每可见豆蔻的身影，发挥着提味、防腐功效，也使得一般食品摇身一变成为具有行气、化湿、消食功效之药膳。

左右大洪流

丁香是暖胃的，无论在西方，在中国人们炖肉、做火腿腊肠经常也会用到。哥伦布是发现北美新大陆的一个英雄，为什么要去寻找新大陆？应该说是一个偶然的机会。古代欧洲很需要香料，阿拉伯人控制了海上的航线，东方的香料运不过来，西班牙女王聘请哥伦布，去探险看看能不能从西方的新航路绕过去，结果为了寻找当时的香料之王，为了寻找胡椒，哥伦布发现了新大陆，改写了世界历史。

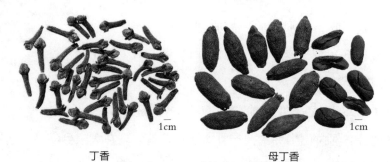

丁香　　　　　　　　　　母丁香

胡椒的使用在中国唐代就非常盛行了。我查到一个历史文献，唐代宗的时期，有一个丞相叫元载，位居一人之下万人之上，一开始他对国家也做过一些贡献，是很有能力的一个人，后来因贪污被唐代宗下令抄家了。抄家的时候，他家里被抄出很多金银财宝，名录里还有八百石胡椒。用现在的计量单位换算了一下，大概是两吨半。存那么多胡椒做什么？说明胡椒很值钱，比金银财宝都值钱。《本草纲目》作者李时珍的家境应该是比较殷实的，他不愁吃不愁穿，他才有精力去写《本草纲目》。李时珍笔下胡椒的药性是很辛热的，他从小喜欢吃胡椒，吃上瘾了，每年闹火眼，就是眼部生疮。起初不知道是什么原因，后来把胡椒戒了就好了。

胡椒究竟是什么东西？过去印度尼西亚产胡椒，其实无论白胡椒还是

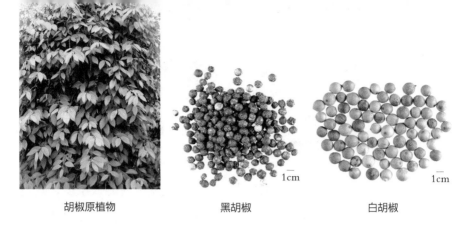

| 胡椒原植物 | 黑胡椒 | 白胡椒 |

黑胡椒，原植物都是一个。整个果实成熟以后揉搓去掉外果皮就是白色的白胡椒，黑胡椒就是胡椒近成熟的时候干燥出来的。我们现在只要到西餐馆，桌上一定有胡椒和盐，说明这是必不可少的。英语 salary，词根就是 salt 盐。盐在当时多重要啊！香港到了月底要"出粮"，因为在过去南方粮食不多，到了月底要发谷子发粮。中国北方月底说发"薪水"，北方缺水缺柴。

香流之高远

今天我带来两件宝贝，这个是什么呢？两个大花瓶，不是很重，但是很大。大家猜猜这是什么材料做的呢？木头？什么木头？闻到了它的香气吗？如果到西餐饭店，餐桌上除了盐和胡椒，比较常见的还有就是肉桂了。这对瓶子是一个朋友送给我的，产在越南的清化肉桂，把外面的粗皮木栓层去掉以后，里面的部分叫桂心。瓶身上还有几个字大家有认识的吗？这是越南字。什么意思呢？看看旁边的中国字就能猜到了，是福的意思。在平时炖肉的时候大家喜欢放些桂皮，那么桂皮（*Cinnamomum verum* J.Presl）和肉桂（*Cinnamomum cassia* Presl）是不是一种呢？他们是一个属的，但不同种，桂皮质量远远没有肉桂好。肉桂能不能来炖肉呢，当然可以，我自己也这样试过，效果极佳。

刚才我掀开这个红盖头时不知道前几排同学闻到一股气味了没有？有几个同学在摇头，感觉这个气味不太愉快。一开始讲到四大香料的时

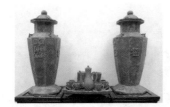

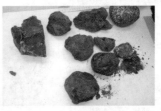

用越南"清化桂皮"制作的茶具与大花瓶　　　龙涎香

候，我提到了龙涎香，这就是龙涎香。可能见过龙涎香的人不多，我也是在从事中药工作三十多年后，在香港一个中药老前辈的店铺里才见到龙涎香的。用龙来形容它，看来它来自水中。龙涎香是抹香鲸吞下一些海洋生物又吐出来的分泌物，在海上漂浮了几十、甚至上百年形成的固态物。既然这个东西这么珍贵，那它是做什么的呢？做香水，而且是高级香水，法国香水最后的固香剂，现今香料里边最珍贵的依然是龙涎香。由于产量稀少，虽然现在人们想了很多方法合成，但依然无法替代。既然它这么香，我们怎么没有闻到它的香气呢？有一句成语叫物极必反，这块龙涎香香过了头。大家知道糖是甜的，那糖精呢，可能有些人尝过，是非常苦的，稀释一千倍有可能是甜的。这个龙涎香，我们在教室里可能感觉不到它的香气，没准在几十米以外却能感受到。

在香港黄大仙，在中国内地药王庙，拜黄帝、拜神农帝、拜伏羲帝，我们在敬香时都会用到香料，比如檀香、沉香。

中药是一种商品，医人活命的同时，也创造着巨大的利润。中药这一特殊的行业，是国民经济的重要组成部分。中药贸易自古以来是与世界经济联系在一起的。回顾历史，一些看似平凡的草草木木，被无数的商贾车载船运、东来西往，异域香料的探寻也迎来了大航海时代的到来。药材香料牵动了经济，改变了环境，融入了文化，也影响着人类的命运。中医药绵延几千年，有着广泛的民众基础。

本讲视频链接　　　本讲音频链接

第十八讲

外来中药

中振说本草

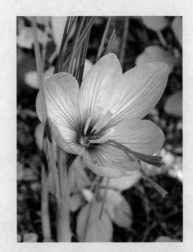

番红花原植物

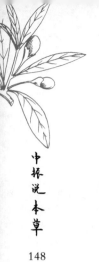

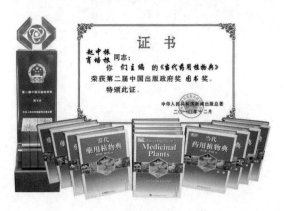

《当代药用植物典》

2006 年，我曾应邀到内地的中医药大学进行过一次学术讲座。开讲之前我先做了一个问卷调查，当时在场差不多有 200 个中药专业的研究生和青年教师。我要求大家写出 10 个国际市场最畅销的西方草药，不无遗憾的是竟没有人答对超过 3 个。是何原因？我翻阅了一下国内的研究生和本科生的教材，其中对于西方的草药介绍很少。有的甚至只字未提。中医药国际化当中，信息的国际化是很重要的一个环节。我和有培根院士组织课题组编著了一套《当代药用植物典》，在这套书里边我们既收录了一些中国的药用植物，也收录了一些西方的草药。这套书编撰的目的是让中国人了解世界，让世界了解中国。

时代与出处

西草药中最流行的品种有紫锥菊、月见草、锯叶棕、乳蓟子、番泻叶，这套书英文版和中文版都出来了，韩文版近期也出来了。出来后社会的评价很好，还获得了国家的出版奖，这是出版界最高的奖项。

我前一段看过一个电视连续剧叫《大汉天子》，刘邦一上来穿的什么衣服啊？穿的是一个大棉袍。这犯了一个常识性的错误。棉花什么时候才传入到中国？是明代以后的事。汉朝应该穿什么呢？贵族穿丝绸，一般的平民穿麻布。我喜欢收集小人书（漫画书），从家里找到一本《鸿门宴》，刘邦的手下大将、妹夫樊哙，在鸿门宴上大块吃肉大口喝酒。他吃的什么肉？肯定不是牛肉，牛当时是军需物资，哪能随便吃呢？喝什么呢？那时候喝浊酒，蒸馏酒是元代以后才出现的。而且明以前，烟是一定没有的，明代以后烟草才传入中国。这里我们要问了，古人能吃到什么？吃面也不行，宋代以后面食才从西亚传过来。那能吃什么？零食？花生也不能吃，明代以后才有花生。西红柿更不行了，那大概是清代才传过来的。

麻布与火麻仁

麻的纤维是最先纺织成布的纺织品。在棉的进口、普及之前，平常百姓人家穿不起，也只得穿麻布衣裳。丝绸绫罗是达官显贵才能上身的料子。它的种子是很好的常用药——火麻仁。火麻仁来自于桑科植物大麻 *Cannabis sativa* L. 的干燥成熟种子，可以润肠通便。五子衍宗丸之中，火麻仁就是重要的药味配伍。

古今外来药

不光食品有外来，中药很多也是外来的。看我列出的这个名单里，凡是有"西"的、有"番"的、有"胡"的，都是外来的。粮食里的玉米、番薯、马铃薯、蚕豆、胡麻；水果里的西瓜、葡萄、胡桃；蔬菜里的大蒜、

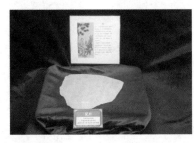

香港浸会大学中医药学院标本中心藏品——艾片

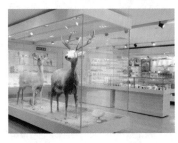

香港浸会大学中医药学院标本中心

洋白菜、洋葱、西红柿；农副产品烟草、棉花都是外来的；中药里边更多了，番红花、番泻叶、芦荟、艾纳香、乳香、没药、胡黄连……

冰片、艾纳香

中药大部分是天然药物，但也有例外，因为不少中药是经过加工提炼而成的，如青黛、冰片等。2015 年 9 月，中国银行（香港）中药标本中心喜获中国热带农业科学院热带作物质量资源研究所捐赠一块重达 902g 的艾片，此标本晶莹剔透，长度 24.65 cm，阔度 17.33 cm，厚度 3 cm，是由菊科植物艾纳香的鲜叶中提取加工制成的完整结晶，属世上罕见珍品。冰片味辛、苦，性微寒，具有开窍醒神，清热止痛的作用。商品冰片可分为梅花冰片、艾片及机制冰片（合成冰片）三种，现市场常见的多数为合成冰片，天然来源的冰片及艾片越来越少，且多呈碎片状的结晶，很少见到完整的冰片。

香港浸会大学中医药学院标本中心

中国银行（香港）中药标本中心成立于 2003 年 10 月，是香港地区目前唯一的重要标本展馆，也是孔宪绍博士伉俪中医药博物馆的重要组成部分。中心展示了香港地区中药的特色，展品包括香港地方中草药、香港中药材标准所采用的实验材料、受法律规管使用的剧毒中药、香港中药特色饮片、香港容易混淆中药、香港名优中成药等。另设有腊叶标本库，馆藏三千多份。荟萃了来自天南地北的重要标本，缔造了一个中药世界的缩影。同时，与标本中心同步的浸大图书馆中医药数字化项目，也提供给大众免费参阅，至今访问次数已超过 260 万。并于 2012 年荣获美国图书馆协会创新国际大奖。

翻看地图，无论大汉还是盛唐，我们使用的药物远远超出了自己的疆域，换言之，我们的国门向来是开放的，中药也是兼容并蓄的。有何为证？明代官修的《本草品汇精要》里出现的苏合香、龙脑香、天竺香都是外来的，这张图里除了清晰的描绘了这些植物的形态以外，人物也

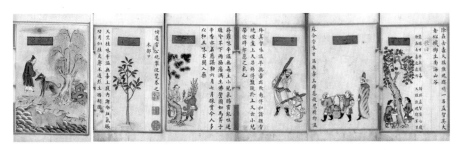

《本草品汇精要》中的腽肭脐　　　　　　　　　《本草品汇精要》中的外来药

不是中原人的形象，无论从容貌还是服饰都是西域人的。当然还有一些贵重的、描述不太确切的药。比如像西红花，现在很多人称为番红花、藏红花，"西"指的产地是外来的，产在地中海沿岸，经过尼泊尔、西藏进入中国。番泻叶的名称更形象一点，这三个字既代表它的来源、也代表它的功效，"番"是外来的，来自于埃及的亚历山大港，"泻"表示功效泻下，"叶"表示药用部位。很多人现在减肥，特别是一些减肥产品里经常会放番泻叶。

　　还有《药性赋》温热药里边提到的腽肭脐，"腽肭脐，补肝肾，更壮元阳"。腽肭脐是什么呢？它还叫海狗肾，实际上就是海狗的生殖器。海狗是一个比较笼统的概念，它牵涉海狮、海狗、海豹等北极圈里的一些动物的生殖器。当这个药传到中国来后，原动物谁也没见过，画师就凭想象去画。海狗长什么样？古人想海狗和黄狗差不多吧，海狗在水里边游应有尾巴，就画出了这样一只海狗，有点像新加坡的鱼尾狮似的。现在我们能见到的至宝三鞭丸里边就用它。当然用药之前还要进行炮制，不然又腥又臭。

　　芦荟（Aloe），这些年非常流行，我在街上见过芦荟的专卖店。芦荟可以美容，很多人将芦荟叶子的外皮去掉，将白白的叶肉贴到脸上，感觉是不错。那芦荟是中药是西药？其实本草书中很早就有记载。芦荟是外来的，

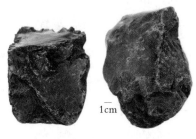

1cm

芦荟

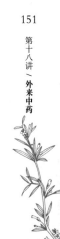

而芦荟药材的来源如何呢？我今天拿的是加工过的，一小块黑乎乎的，尝起来有点苦。芦荟传过来了，古人发现这个东西挺有效的，有一些润肠作用，一是拿来泻下，二是加工成水蜜丸。现在有些药厂最后要抛光打亮用芦荟，又黑又亮。

马钱子，就是形容药材外形像古代的马钱似的。一次我给香港的西药药剂师讲马钱子，问大家知道吗？他们说不知道。那反过来，我问士的宁知道吗？大家都知道。士的宁在西药里是非常常用的，而马钱子的主要成分就是士的宁。好多中药和西药都是源自相同的药用植物。

中西交汇谈

中国的国树是什么呢？中国的国花又是什么呢？大家答不出是因为到现在为止我们国家的国花、国树都没定下来。花魁牡丹作国花挺好的呀？银杏作为国树的一个候选吧，当然柏树也是一个候选，孔庙前一定会栽柏树。如果投票，我投银杏，因为银杏是一个中国特有的、非常古老的树种。所有的庙宇前都会栽两颗银杏，但这两棵银杏很少有同样粗细的。因为银杏是裸子植物，分雄树、雌树，庙前一定栽一棵雄树一棵雌树。银杏又叫公孙树，爷爷辈的时候种下来，到孙子辈的时候才能见到果实。前人栽树后人乘凉，前人栽树后人摘果，多年后才发现两棵都是雄树或都是雌树，到这时候再补种一棵异性的树，这样就有不少"老夫少妻"或"老妻少夫"的情况。银杏还叫白果，白果是中国传统用的中药，可以镇咳，是很好的药，又可以做食品，做银杏仁豆腐。最近用的最多的是银杏叶，银杏叶中提取出的黄酮，可治疗老年性痴呆。银杏

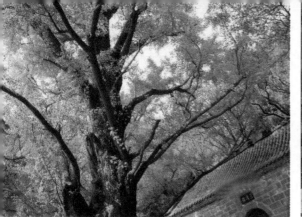
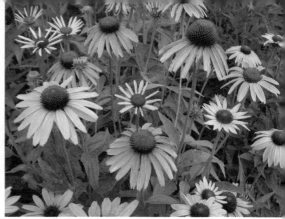

银杏树　紫锥菊原植物

叶是中药吗？是现在《中国药典》已经把它收载了，确确实实是中药了。20 年前银杏叶还只是西方草药，虽然它是中国的植物，它的研究开发西方做得更多，特别是德国，他们将从银杏叶里提取出来的有效成分开发成新药。后来中国也栽培，把银杏叶收入《中国药典》。这里也提示我们，中药、天然药资源，中国人可以研究，外国人也可以研究，中药可以造福中国人，也可以造福全人类。

紫锥菊，又叫松果菊。这是目前西方治疗感冒非常常用的药。已经被收入到《美国药典》。它有三个基原。这是我在美国加州拍的一张照片，我旁边这位先生就是《美国草药典》的主席，Roy Upton 。他背后正在销售的就是现在国际流行的草药，有东方的草药和西方的草药，有原药材也有提取的精油、颗粒，都是值得我们共同参考借鉴的。

Roy Upton 在介绍美国草药

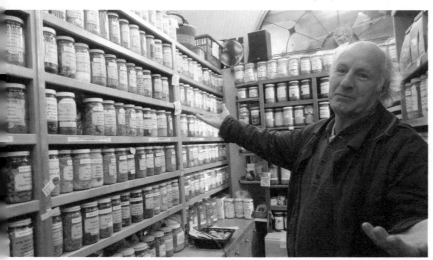

第十八讲 \ 外来中药

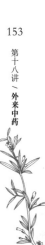

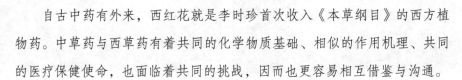

　　自古中药有外来，西红花就是李时珍首次收入《本草纲目》的西方植物药。中草药与西草药有着共同的化学物质基础、相似的作用机理、共同的医疗保健使命，也面临着共同的挑战，因而也更容易相互借鉴与沟通。

　　超越时空的东西文化交流与融合，必将对中西草药的发展起到极大的推动作用。中医要以中药为载体走向世界。中药正在步入国际市场，西方人在应用中药的过程中也在不断体会中药的效果与魅力，从而逐渐接受中医药。

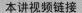

本讲视频链接　　本讲音频链接

第十九讲

域外岐黄

中振说本草

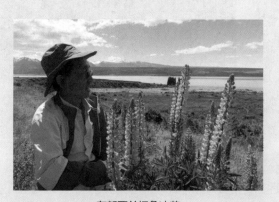

在新西兰探鲁冰花

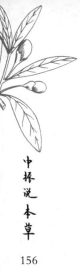

下边让我们一起做一次世界传统医药之旅。提及世界传统医药，我把它分成了几个分布区，当然我不是以经济的角度划分，也不是从政治的角度划分，是从传统医药的角度来看。

放眼看世界

中医药有广泛而深厚的基础，有顽强的生命力，世界上哪个地方有华人，哪个

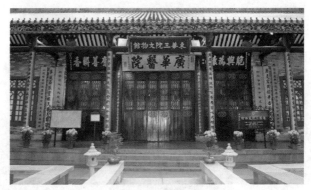

香港东华三院文物馆

地方就有中医药。我们境外的华人华侨有多少呢？超过五千万人。每一个人都是传播中医药的民间使者。

香港香港，运香之港，运的就是中药的沉香，100年前在香港东华三院这个地方就是中医院，里面有光绪帝和李鸿章题写的匾额。在香港上环地区，还有药铺鳞次栉比的药材街。

岐黄传承在宝岛。中华文明的很多传统文化在台湾地区都被很好地保留着，有很多中医药的习俗，台中有青草街，台湾地区还有专门的中医药教育机构。

斗转星移，时代在发展，迪化街将愈加显示其历史价值，现在这里

也是了解中国文化与当地民俗的旅游好去处。

香远益清金莲花。澳门从四百多年前开埠，一直是中西文化融和共存的地方。在中外人文、物流方面都起到了枢纽作用。

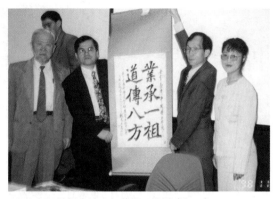

1998 年初访问台湾，与黄维三教授（左一）、陈荣州教授（左二）

利玛窦成为 17 世纪以来"西学东渐"的第一人，也开启了"东学西渐"的大门。在大航海时代，葡萄牙扮演了重要的角色。在东西贸易中，除了丝绸、瓷器，茶叶与中药材占有很大的比例。正是这些看似不起眼的药草，在医人活命的同时，使得我们的生活更加丰富多彩，使得人类的历史更为跌宕起伏，并牵动了经济，改变了环境，融入了文化，也影响着人类的命运。澳门镜湖医院创立于 1871 年，为一家传统的中医慈善医院，赠医施药、救助民众，是海外华人存心济世的品德与坚韧不拔的毅力的真实写照，凝聚着中华民族之魂。

新加坡的人口中，70% 是华人，很多与香港有着千丝万缕的联系。新加坡同济医院与香港的东华医院、马来西亚的同善医院一样，是由华人创办的医院。他们相似的创业历史和发展经历，成为海外中医药发展史的重要组成部分。提到新加坡的虎标牌万金油，人们自然会想到创始人胡文虎、胡文豹两兄弟，这两位新加坡华侨辉煌的创业史享誉南洋。在新加坡，像这样的华人成功人士有很多，如在香港鼎鼎大名的余仁生公司也始创于新加坡。

上面说的是第一个大中华圈，看得到中医药文化与百年来海外华人创业息息相关。

第十九讲／域外岐黄

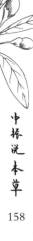
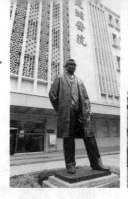
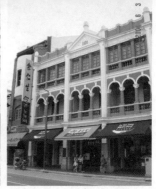

澳门镜湖医院＜左＞
新加坡余仁生老店＜右＞

中华育文明

　　第二个圈我划分的是儒文化圈。历史上我国对越南、朝鲜半岛、日本都有文化的传输，这三个国家的人口都在一亿上下，如果用八个字来概括这三个国家和中国、中医药的关系，就是"同根异枝、同源异流"。在各个国家发展的过程中他们的传统医药也形成了自身的特色和风格，有自己的代表性人物。

东瀛学药十春秋

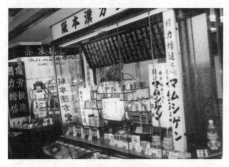
日本汉方药店

　　日本是受中国传统医药影响最大、也是研究最深入的国家。他们的汉方药秉承的是中医药的理论，中国汉代张仲景的《伤寒论》，宋代的《和剂局方》，在日本都有非常深远的影响。日本目前在汉方药的制造业方面取得了不少的成绩也值得我们借鉴。

东医韩药亦风流

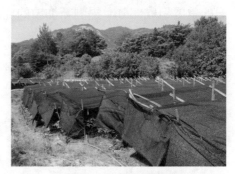
韩国锦山的人参栽培大棚

　　韩国生产的高丽参大家都知道。历史上韩国是给中国进贡人参的，野生的不够，就要寻求栽培，丰收时怕放坏了就要加工。红参就这样出现了。宋朝的一位官员去实地看人参的时候也曾对他们蒸制人参有过记载。这就是高丽参的前身。子曰："三人行，必有吾师焉。"以韩国为镜子，反思我们自身，应能得到一些启示。以人参为例，中国是人参原产国，但中国的人参产品在国际上的名声却逊于韩国。韩国人将人参产品从外观到质量、从研究到

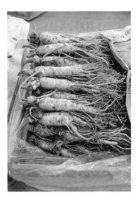

韩国的新鲜人参

宣传都做到了极致。我将韩国的人参产业发展历程概括为：以此为生、以此为业、以此为乐、以此为荣的四个阶段，这也是人生从业的四个境界吧。

九龙江水连中华

2011年11月，应邀参加世界卫生组织西太区草药论坛期间，我终于踏上了越南这片神奇的土地，长久以来希望对越南传统医药做些实地考察的愿望得以实现。越南有一条江发源在我国境内，叫澜沧江，流到越南境内叫九龙江。在中国历史上从公元前1世纪到公元9世纪，有大概1000年的时间越南是中国的附属国。越南的传统医药深受中国的影响，在炮制等方面也形成了自己的特色。现在越南有世界卫生组织传统医药合作中心，中医药应用得很普遍。

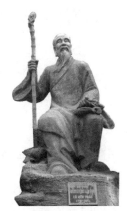

越南传统医药的
代表人物"海上懒翁"雕像

多元沃土育奇葩

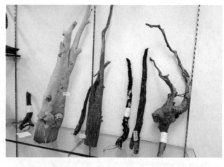

东革阿里药材（作者摄于拉曼大学标本室）

马来西亚是一个多元文化共存的社会。作为世界传统医药的重要组成部分，中医药在这里不仅有一席之地，而且日渐发展。传统医药在马来西亚有社会需求。民众崇尚自然，养生保健的理念越来越被大众接受，这是马来西亚中医药学事业发展的先决条件。近年来政府开始对传统医药进行管理，目前马来西亚的中医药发展处于转型期。随着传统医药技术的专业化，地位的合法化，将传统医药纳入政府医疗体系的呼声日渐高涨，如能实现，这将是一个巨大的飞跃。

初探南洋千岛国

谈到印度尼西亚这个国家，人口有 2.5 亿。先跟我们国家做一下对比吧。我们国家领土多大？ 960 万平方公里。领海呢？ 300 万平方公里。印度尼西亚是亚洲唯一一个处在南半球的国家，我们经常讲印度尼西亚是千岛之国，其实印度尼西亚不止千岛，有 17000 多个岛屿。印度尼西亚的领海面积和我国旗鼓相当，也是 300 多万平方公里；可是谈到植物资源的时候，他们就遥遥领先了。我国森林覆盖面积大概是不到百分之七，印度尼西亚的森林覆盖面积是百分之七十。世界上的植物王国，第一个是巴西，第二个就是印度尼西亚。印度尼西亚的植物种类超过中国一倍还多。

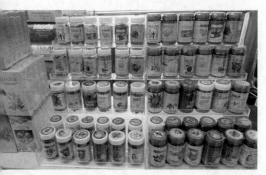

印尼琳琅满目佳木产品

印度尼西亚文化多元，我们有 56 个民族，印度尼西亚有多少个民族？有 100 多个。我们的中医药王国用复方是特色，在印度尼西亚他们也有自己的复方，他们的复方叫做"佳木"。在人类发展历史上，最大的挑战、人们最关心的是什么？是不得病，如何繁育后代，多生孩子，特别是王族。当时印度尼西亚的王族设计"佳木"为的是什么呢？主要是促进生育。目前在印度尼西亚从事传统医药的人有多少呢？总数超过 300 万人。

文明古国西游记

我到印度做过一次实地调查，后来又先后邀请了两批印度学者到我们实验室进行交流。印度这个国家和我们中国一样也是

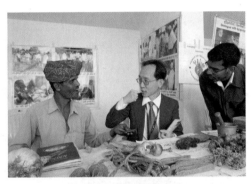

作者与印度草药医生交流

文明古国。印度传统医药有这样几个特点，第一有理论，有不同于中医理论的自身的理论；有实践，印度现在有 600 多家传统临床医院；有政策，有自己的知识产权保护政策，他们有促进自己传统医学发展的政策；有人才，印度有很多教育机构，现在有执业的印度传统医师超过 7 万名。论植物资源，世界第一是巴西，第二是印度尼西亚，第三是印度，第四才是中国。

在印度有一个有意思的事，我去参加他们的学会，大多数人在那儿一起打坐，我自己也很喜欢打坐。打坐、瑜伽，其实都是传统医学当中健身的一种非常好的方法。如果回顾 2500 年前不同的地方，释迦牟尼在干什么，老子在干什么，孔子在干什么，其实几位先圣先贤都在做这同一个动作——打坐。大家不妨实践一下，这是可以使人凝神静气、气血通

畅的一项非常好的运动。印度对传统医药有很好的整理，有阿育吠陀医学（Ayurveda）、悉达医学（Siddha）、尤那尼医学（Unani）、自然疗法（Naturopathy）、顺势疗法（Homeopathy），他们的传统医学内容很丰富。

荒漠千年乳香浓

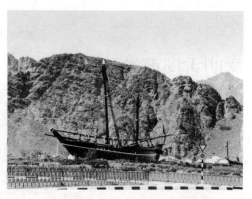

世界传统医药之旅走过东亚，走过西亚，走过南亚，再来到阿拉伯半岛。

阿拉伯半岛是个什么地方呢？自古以来阿拉伯香料贸易很有名，包括非洲索马里的一些香料，《圣经》里提到的乳

阿曼首都马斯喀特路旁中国古船模型

香，也是经过阿曼等国家运往中国、运往世界的。这是我30年前到访阿曼时拍摄的照片。因为宋代我们的商船就开到阿曼，进行商业贸易，那就是古时的一带一路呀！

油城香市阿联酋

乳香是古时候从西方、沿着丝绸之路传入中国的。在古代西方乳香很珍贵，用于祭祀、崇拜活动。古埃及和古罗马的祭司都曾大量使用乳香在神庙中，也是犹太教圣殿中所燃的香料之一，现今天主教的重要弥

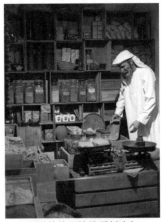

阿联酋的阿拉伯香料店与
阿拉伯商人的模拟景观

撒中仍常用到乳香。通过海上丝绸之路来到中国之后，着实吸引了中国人对这种香味的热爱，现在的阿曼从古至今都是乳香的交易中心。乳香经常与没药一起出现，成为常见的药对。波斯湾位于阿拉伯半岛和伊朗高原之间。在历史上承担了东西方贸易中转站、水与食物补给站的作用。因水运方便，来自东方、中东、非洲的香料汇聚于此。阿拉伯商人，是世界香料交流的使者。如今的香料市场依旧热闹非凡，乘坐小渡船，穿过迪拜河到达北岸即可见到露天的香料市场。

回眸一顾七千年

木乃伊，世界各大博物馆竞相收集。大英博物馆、法国卢浮宫、美国大都市博物馆，无一例外。我们参观的开罗博物馆，木乃伊更是展品中重中之重。中文木乃伊是 mummy 的译音，此词出自古代闪族语 mear，即 "myrrar"，因为在木乃伊的制作过程中要在人体内填入没药等芳香的树脂。

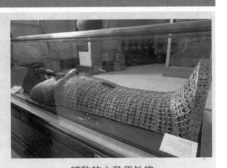

精致的木乃伊外棺

中世纪的欧洲人，相信木乃伊是一种"灵丹妙药"，有关木乃伊可以治疗各种疾病的消息一度盛传，引发了坟墓被挖掘、木乃伊被盗的骇人事件。那时人们将木乃伊加工制成干粉末，在欧洲的药店里售卖。而西方世界盛行此气之际，遥远的东方世界有无听闻呢？

我查阅了中国的古代医书，有关木乃伊的记载仅有一条，那就是出自明代李时珍《本草纲目》第52卷人部下的记载。书中先引用了元末明初文史学家陶宗仪《辍耕录》的一段文字："天方国有人年七八十岁，愿舍身济众者，绝不饮食，为澡身啖蜜，经月便溺皆蜜，既死，国人殓以石棺，仍满以蜜浸之，镇年月于棺，瘗之（笔者注：为埋葬之意）。俟百年后启封，则成蜜剂。遇人折伤肢体，服食少许立愈。虽彼中亦不多得，亦谓之蜜人。"接着，李时珍陈明了自己的观点："陶氏所载如此，不知果有否？姑附卷末，以俟博识。"

作为医药博物学著作的《本草纲目》，包罗万有。李时珍对木乃伊的记录，也客观验证了这一时期风靡欧洲的木乃伊神药之事也传到了中国。

好望角现新曙光

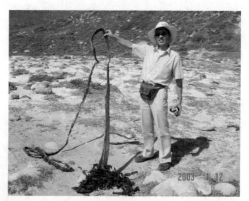

南非好望角的大海带

我们一直走再走到非洲的好望角，非洲往往给人的印象是荒漠贫瘠，其实这里是两极分化的地方。走到开普敦，南非的首都，那是一流的城市，有好的大学。非洲的资源分布是很不均等的。实际上也有很多值得我们参考借鉴的资源。

广阔天地有作为

南半球的澳洲。澳大利亚如果用地广人稀来概括是一点都不过分的。人口不过三千万，虽然一直在移民，面积约是我们国家的 80%，但仍有很多资源可用。澳大利亚这些年也开始关注中医药，成立了中医局。澳大利亚是世界上最重要的农产品出产国，它不仅可以成为天然草

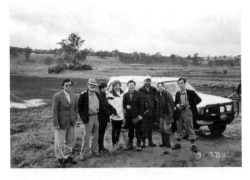
澳洲野外考察团

药的栽培基地,缓解中药资源短缺;还可以成为植物原料供应基地,为提取植物成分的工业生产提供原料。

独步大千看英伦

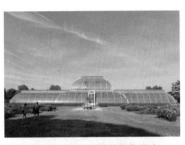
英国皇家植物园的棕榈大温室

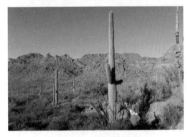
美国仙人掌国家公园

英国,作为工业革命的起源地和欧洲文化中心之一。19世纪和20世纪,其科技文明发展在全世界一直独领风骚。英国三岛的总面积不过24.4万平方公里,总人口6300万左右,相当于中国的一个中等省份。我曾提到伦敦自然历史博物馆馆藏的300年前的中药。英国自古以来在植物的分类学方面做得非常好。英国皇家植物园目前保存的植物标本超过700万份。他们建立了中药鉴定和保护中心,目前在和香港合作一起探讨研究植物药的标准。

有容乃大天下先

"海乃百川有容乃大",美国作为一个发达国家,建国200年来经济繁荣向上,源自其汇聚了全世界的不同领域的英才,融入了多民族绚烂多

第十九讲 | 域外岐黄

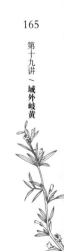

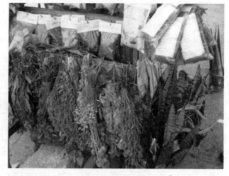

巴西草药摊

彩的文化。过去几十年中，在传统医药领域也吸引了各路英豪来此一展身手，使得美国在针灸、植物药研发方面都有了长足的进展。仅针灸师的人数就达到了近三万人。

探寻亚马逊流域

最后一个大洲——南美。南美这个地方可以用"大药库"来形容，因为亚马逊流域还有很多资源没有开发，21世纪提出的口号是"植物资源的可持续利用"。到了22世纪，巴西的潜在资源就会更多地展示在人们面前。回顾历史，我们谈到了番薯、玉米、辣椒、烟草，很多经济作物，其实都是来自于南美。近年在市面上出现的藜麦、玛卡也是来自南美，这是一个植物的资源大国。

天外有天，过去30年在海外游学，我切身感到，国外不仅仅有先进的科学技术值得我们学习，也有很多的自然资源与民间药用传统迫切需要我们学习了解、参考借鉴。世界上的药用植物我们占了三分之一，另外三分之二在哪里？都有哪些功效？我们应当以更加开阔的视野、博大的胸怀，将世界传统医药的宝贵经验与资源相容并蓄。这样做将有利于丰富中医药的宝库，对于中医药理论、实践、临床的大发展也将有所促进，中医药学将迎来大发展的时代。

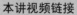

本讲视频链接　　本讲音频链接

中揽说本草

第二十讲 本草之歌

1596年，逝世后第3年，李建元将胡承龙刊刻的《本草纲目》金陵本进疏朝廷

1593年，76岁，写成《遗表》，逝世

1590年，73岁，王世贞写《本草纲目》序，后逝世；胡承龙于金陵开始刻板

1580年，63岁，拜访王世贞，请其为《本草纲目》作序

1578年，61岁，完成《本草纲目》

1575年，58岁，经长子建中上疏，敕封李时珍为文林郎、四川蓬溪知县（正七品）

1552年，35岁，全力编著《本草纲目》

1540年，23岁，三次乡试不第，随父立志学医

1531年，14岁考中秀才

1518年，诞生于湖北蕲州

李时珍年表

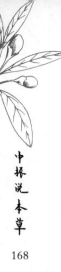

到这里，讲座将接近尾声，我们重新回到《本草纲目》，透过那篇精彩序言，来探寻李时珍历尽坎坷的人生和《本草纲目》不易的出版历程。

这个系列讲座的最后一讲，主要是谈谈李时珍《本草纲目》出版的经过。先给大家看一个宝物，红盖头下边放的是什么呢？这是一个大龟板。上边还有很多字，什么字？甲骨文吗？10年前筹建我院中医药博物馆的时候，一位热心的人士把它捐献给我，他说，赵博士这上面有甲骨文。我才疏学浅不认识甲骨文，就去找中文系的陈致教授，他是一位金石学家，专门搞古文字的。他看了以后告诉我：中振啊，这些字我有的认识有的不认识，这里有假的甲骨文。

另外，他跟我说，要是嵇康在这儿的话就好了。嵇康何许人也？这是中国历史上的文字学家。嵇康辨字，历史上是有名的。历史上的文人多通医药，换句话说很多搞医药的人对中国的文化也有很多了解。有句俗语"秀才学医笼里抓鸡"，很多人其实是科举这条路走不通了，就转行去做中医。李时珍就是这样一位人士。最后一讲我们就从《本草纲目》的序谈起。

功名续千秋

能给李时珍写序，给医圣写序的人不是一般人，他是谁呢？他就是明代的一位大文豪，叫王世贞。现在恐怕知道王世贞的人不多。王世贞

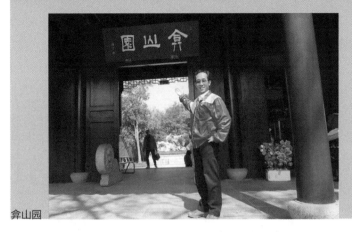

弇山园

何许人也呢？王世贞官至南京刑部尚书，相当于挂职的最高法院院长。王世贞如何写的《本草纲目》序的呢？我专门去了一趟弇山园，如今的园子与繁盛时期相比，不足当年的五分之一。但里边依然很大，大部分地方已经改成了游乐场。李时珍拜访王世贞应该就是在弇山堂那个地方，现在大堂的台基柱都还在。现在却只剩下孩子们的欢声笑语。

王世贞是何人？

王世贞 1526 年出生，1547 年 21 岁考中进士。明朝有北京、南京两京，朱元璋在南京起家，在南京也保留了一些官职，王世贞是当时的文坛泰斗，主文坛 20 年，载入史册。明史称王世贞才最高、地位最显。他有很多门生，也有很多著作。晚年他受政治上的迫害，隐居在江苏太仓弇山园。王世贞曾有"文必秦汉诗必盛唐"的豪言。

文豪践书序

下面我们一起来看看王世贞写的序。这个序前后加起来只有 551 个字。而且这 551 个字里有 226 个字是直接引语，也就是李时珍自己说的话。实际上王世贞只写了约 300 字，除了感叹字、虚字，那些实字并不是很多。我把这篇序分了五个部分。

为什么我们要剖析王世贞这篇序呢？历史上见过李时珍并留下文字的人，我考证过只有两个人，一个是王世贞，还有一个就是李时珍的儿

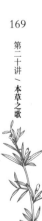

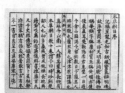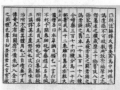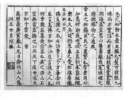

《本草纲目》序

子李建中，他后来给皇帝上疏时写了一篇文章。李时珍传是清代顾景星写的，那是李时珍之后 100 年的人写的。说李时珍诞生的时候有"白鹿入室，芝生厅堂"的祥瑞之兆，都属后人的臆断，这不可信。可信的是史学考证，一定要有文字可考，有史可籍的。

伯乐相宝马

我们看王世贞序的第一段："纪称：望龙光知古剑；觇宝气辨明珠。故萍实、商羊，非天明莫洞。厥后博物称华，辨字称康，析宝玉称倚顿——亦仅仅晨星耳！"这段话讲得是什么意思呢？王世贞这里是非常大气的烘托，气势如虹。看到有宝光就知道地底下有宝剑，看到上边有彩云就知道水下边有明珠。能洞察萍实、商羊这样的稀罕对象，只有像孔子那样的大才。辨别自然界的东西，要找汉代写过《博物志》的张华，辨字要找嵇康，能辨宝玉的是倚顿。这都是历史上春秋、汉代鼎鼎大名的大人物，这样的人就像清晨的星星能有几颗呀！这是一种气氛的渲染，为李时珍的出场做了一个铺垫。同时也是王世贞的自我介绍，为什么呢？

王世贞怎么讲李时珍，看看王世贞的语气是和他的身份是相符的。"楚蕲阳李君东璧，一日过予弇山园谒予"。李时珍字东璧，过去称君是上对下的一种爱称，王世贞比李时珍小 8 岁，但他的地位高。一日过予弇山园谒予，李时珍到这里来拜见我，这口气大不大？"留饮数日"，我留他在这住了几天，也可能是大吃大喝也可能清茶一杯。"予窥其人"，我瞄了他一眼："晬然貌也、癯然身也，津津然谭议也，真北斗以南一人。"我们提到过，就是这几个字留下了李时珍的形象，才有了蒋兆和塑造的李时珍的那幅肖像。看王世贞多么自信，我就看了他一眼就能断定他是北斗以南一人，天下奇才，我够伯乐吧。

伟人何谦恭

接下来一段，"解其装，无长物"，把他的行装打开，没有别的东西，有《本草纲目》数十卷。"谓予曰"，他对我说。后边完全是直接引语，译成白话文就是：李时珍自我介绍。"时珍，荆楚鄙人也"，非常自谦的语气。我是一个乡野村夫，经常得病，也比较愚钝，但我喜欢读书。经史子集无所不读，因为看到本草里有很多错误，我斗胆来干一件事情，干什么呢？又是自谦词，超越自己本分的事，利用了三十春秋，把本草中书考八百余家，丢掉的把它找回来，讲错了的把它纠正过来。有一句话大家请留意，"旧本一千五百一十八种"，旧本指的是哪本书呢？指的是宋代的《经史证类备急本草》。该书里载药是 1518 种吗？不是的，有1744 种药，那李时珍只选了 1518 种。巧合的是李时珍生于公元 1518 年，这个数字却让我们记住了李时珍出生的年代。"今增药三百七十四种"，分为一十六部，著成五十二卷。后边两句话，"虽非集成，亦粗大备，僭名曰《本草纲目》"，我冒昧地把它起名为《本草纲目》，再后面一句话，"愿乞一言，以托不朽"，我求老先生给我做一篇序，有了您这篇序我这本书将会名垂青史，将会流传，这是李时珍去拜访王世贞的目的。

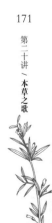

候序十稔秋

　　李时珍的生平前面给大家介绍过，他14岁考中秀才，后来三次乡试不中，共用了9年时间，说十年寒窗一点都不夸张，一直考试考到绝望。考科举求功名这条路对李时珍不大适合，后来他跟着父亲学医。到了35岁之后，开始集中全力编著《本草纲目》，一直干了27年，到他61岁的时候终于完成了。完成《本草纲目》以后，他先到南京找王世贞，那时候王世贞已经隐居了，又兼程太仓，拜访王世贞请他作序。有些书上写王世贞见了《本草纲目》以后欣然作序，我觉得不是那么回事，这个序不是马上提笔就写的，用了十年的时间写序啊。按王世贞的才气写一篇序绝对不需要十年，但是这十年当中发生了什么，耐人寻味。

　　李时珍拜访王世贞十年以后，终于得到了王世贞的序。写序那年王世贞73岁，元宵节写的序，秋天王世贞就去世了。因为有了王世贞的序，李时珍的《本草纲目》才得以出版，李时珍去世以后，是他的儿子把他的《本草纲目》献给了朝廷。

敕封文林郎

　　李时珍58岁那年，他儿子李建中考科举挺顺利的，被朝廷派到四川去做官。按照明代惯例，因为儿子做了官，也可以给父亲封一个相当的官职，这叫光宗耀祖。于是李时珍就也被封了个官，才有了后来他墓碑上写的敕封李时珍为文林郎、四川蓬溪知县，这官也不大，正七品官。事实上李时珍本人根本没到那里去做官，按我们现在的话来讲，李时珍就是四川蓬溪的名誉县长，因为他儿子是县长，他就是县老太爷了。

文胆评纲目

序的第四部分，我觉得这
一部分是这篇序的精华。"上

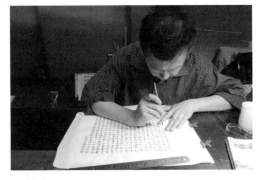

誊写

自坟典"，三坟五典指古代的经书。"下及传奇，凡有相关，靡不备采。
如入金谷之园，种色夺目。"历史上中国有两个名园：一个是咸阳阿房
宫，另一个是洛阳的金谷川。"如登龙君之宫，宝藏悉陈"，好似到了东
海龙王的宫殿那里有很多宝物。"如对冰壶玉鉴，毛发可指数也。""博
而不繁，详而有要；综核究竟，直窥渊海。兹岂禁以医书觏哉？"不能
简简单单地把它当作一个医书来看待。"实性理之精微，格物之通典；
帝王之秘箓，臣民之重宝也！李君用心加惠何勤哉！"这是王世贞对李
时珍，对《本草纲目》崇高的评价。

第五段，也就是序的最后一段，关键之笔，王世贞写了一句话。这
本书"藏之深山石室无当"，把它藏在深山里太可惜了，应该赶快把它
刻印出来。王世贞这句话是一锤定音，这句话帮助出版商，也就是胡承
龙下了决心把它刻印出来。

付梓多维艰

很多人可能会问，古代刻
书要用多长的时间？为此，我
专程走访了在扬州的一家雕版
印刷博物馆。明代南京是刻

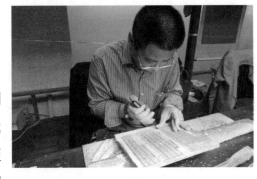

刻板

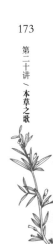

书中心，到了清代转移到扬州，离南京不远的地方。我们看看古代刻书大概是经过哪些程序，为什么刻书一下就刻了三年。雕版印刷要先誊写清楚，再把书稿反过来，正着写、反着刻，李时珍190万字是一笔一划写出的，刻

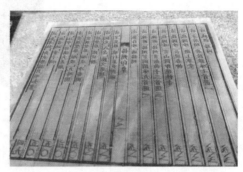

木刻板

书的时候是一刀一刀刻出来的。然后还要上墨，就好像拓碑似的，如果加红模印还有套印。最后一道叫付梓。梓木是紫薇科一种大树，这种树有什么好处呢？第一质地很好，韧性很好，不易生虫，雕版是最好的，保形也很好。这是古代非常珍贵的一种木料，是贡木。如果把它私自砍伐会引来杀身之祸的。古代刻板一定要选好的木头。所以留下这个词"付梓"，代表开印、印书。

李时珍出版《本草纲目》之时财力不足，求了十年终于有人帮他刻板了，从成书以后到《本草纲目》开刻的这十年，是李时珍人生当中最艰苦的十年，前边读书是他喜欢做的事情，后边编书也是他情愿做的事情，但最后这十年他四处奔走，四处碰壁，苦苦期盼，也是他身心备受煎熬的十年。

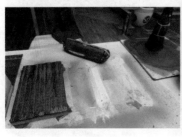

上墨

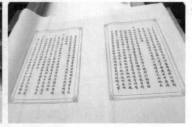

付梓

书成已隔世

话题至此，我联想起两个人物，李时珍在他儿子给朝廷敬献《本草纲目》的时候，有这样八个字："甫及刻成，忽值数尽。"就在书要刻成的时候李时珍去世了，享年 76 岁。

此刻，我想到了司马迁，历史上伟大的史学家，为了编纂《史记》忍受了人间的奇耻大辱，他是为成就一项事业一切都在所不惜。

我还想到另外一个外国人。公元前四百九十多年，古希腊和波斯在打仗。在马拉松的地方，希腊人最后胜利了，一位在战场上浴血奋战的勇士，为了把这个胜利的消息迅速传回祖国，竭尽全力跑了 42 公里 195 公尺。当他跑到雅典的时候已经筋疲力尽，用最后一口气说了一句"我们胜利了"，便倒地而亡。李时珍也是这样一位勇士，他一生为《本草纲目》而拼搏，当他看到《本草纲目》的刻印即将大功告成时，他的心愿已足，李时珍倒下了。

为了纪念李时珍，怀念先人，我写了一首《本草之歌》，但我的水平有限，又请中国文化研究院鲁军院长大批大改。我想在这里与同道分享，也作为此次讲座的结语。

本讲视频链接

本讲音频链接

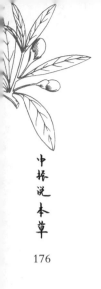

本草之歌

作词 鲁军 赵中振

作曲 洗凡

万年辟蒿莱，民苦疾患多。

神农亲身尝百草，足迹遍崇阿。

性分寒热温凉，味别酸苦甘辛。

滋养烝黎，祛病解厄——成我中华泱泱国。

后世五千载，岁岁不蹉跎。

杏林英才迭代起，著书广立说。

径访轩辕之堂，平登岐伯之座。

品类详晰，功用精核——临床一剂起沉疴。

濒湖纲目出，豁然开寥阔。

志随先圣除民瘼，尽此一生搏。

贞骨傲雪凌霜，慧心高迈超卓。

福佑亿兆，晖丽万有——功在千秋当一歌。

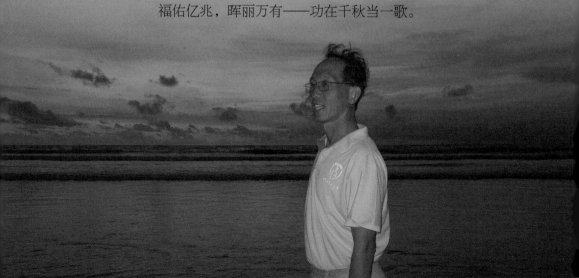

本草颂

赵中振

香港浸会大学　中医药学院

一、大道本草

本草纲目，科学之光；时珍精神，千古名扬。

李时珍（1518—1593），字东壁，明代伟大的医药学家和博物学家，中国古代科学家的杰出代表。1951 年，在维也纳世界和平理事会上，李时珍被评选为古代世界文化名人之一，在莫斯科大学的礼堂外，李时珍与哥白尼、牛顿、达尔文、居里夫人等 60 位世界级科学巨匠的肖像比肩并列。

李时珍所著的《本草纲目》是我国古代药学史上一部巅峰之作，其科学成就影响深远，令世人惊叹。明代的大文豪王世贞在《本草纲目》的序言中曾赞誉："兹岂仅以医书觏哉！实性理之精微，格物之通典，帝王之秘箓，臣民之重宝也。"英国的生物学家达尔文将《本草纲目》视为"中国古代的百科全书"。2011 年，《本草纲目》被联合国教科文组织列入《世界记忆名录》。

本草是中国传统药物学的代名词，中国传统药物学的传承与发展形成了现代中药学。而医药并举、继承创新正是李时珍的学术风格。为迎接 2018 年李时珍诞辰 500 周年，以《本草纲目》为切入点，讲医药，论文化，说历史，咏山河，谈民俗，促产业，对推动中医药的发展与国际交流，有着重要意义。

中医药学，集健康、科学、文化于一身，是中华文明的一座宝库。

177

后记

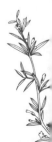

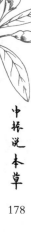

中医药学所倡导的"阴阳平衡之理",也是人与自然、人与社会的和谐之道,是谓"本草之道",亦可称"大道本草"。

二、植根华夏

盘古开天,炎黄创医;悠悠华夏,一脉所系。

中华民族的祖先是"炎黄",炎黄文化博大而精深,既有治国安邦的大道理,也含有农耕与医理学的大科学。她孕育了中华民族的古代文明,也推动了中医药文化的形成与发展。

炎黄文化一脉相通,中医中药水乳交融,密不可分。药王孙思邈,本身也是名医;药学巨著《本草纲目》,也蕴含着丰富医理。

中医药凝聚着中华民族的智慧结晶。数千年来,植根于华夏沃土,在临床实践的历练中逐渐成长为一棵参天大树,矗立于世界传统医药之林,枝繁果丰。栽培、鉴定、药化、制剂、药理,传统与现代科学相融合,中医药王国里众多未解之谜,吸引着一代代科学工作者不断去探索与发现。

笔者草绘的中医药文化树,旨在探索中医药的文化内涵,展示中医药王国的累累硕果。朋友,让我们一同走进中医药的大观园,共同感受中医药的博大精深。

三、天地精华

华夏沃土,壮美河山;生物多样,药草万千。

我国疆土幅员辽阔,地势高低不同,山脉河流众多,气候复杂多样,这些自然生态环境造就了异常丰富的动植物及矿物资源。

中药是在中医理论指导下使用的药物。中医与中药唇齿相依,气血相连。数千年的医疗实践,筛选出了众多的地道药材,没有中医的临床应用,就没有地道药材的生命。反之,没有地道药材,中医的神奇功效也无法彰显。

中药在生产实践中形成了加工炮制的独特技艺。保障了临床用药安全有效。"遵肘后，炮制虽繁必不敢省人工；辨地产，品味虽贵必不敢减物力"。这是药品质量控制理念的萌芽，道出了中医药人的一种庄严的承诺。

中国是一个由五十六个民族组成的大家庭，藏、蒙、苗、壮、维等民族医药各放异彩，共同构成了中华本草大系。君若识草草为宝，自然界还有更多的草药有待开发认识，未来将会不断有类似三七、灯盏花等民间奇葩丰富到中药的百草园。

中药发现的历程，反映了中华民族探索大自然的历史。这其中，有成功的经验，也有惨痛的教训，"神农尝百草，日遇七十二毒"即是中药发现生动的写照。中药栽培种植、驯化饲养业的发展，逐渐改变了传统靠天吃药的局面，也为中药资源的可持续利用提供了保障。尊重自然，顺应自然，保护自然，方可使我们的子孙后代继续有药可用，才能永葆地球这个人类和万种生灵家园的祥和常青。

四、文以载药

甲骨金文，帛书竹简；造纸印刷，典籍碑林。

存世的中国古籍浩如烟海，传逾千年，中医药古籍占至全部中国古籍的五分之一。从甲骨文、竹简、木牍到帛书、石刻，中医药的印迹无处不在。造纸术与印刷术的发明，推动了中医药的弘扬与普及。

《神农本草经》是本草的源头，《本草纲目》则是荟萃 16 世纪以前中医药文献的集大成之作，是李时珍历经 27 个寒暑、熬尽心血完成的洋洋 190 万字的巨著。中医药典籍似一颗硕大的明珠，日积月累，层层叠加，熠熠生辉。中医药学术传承更似长江、黄河之水一样连绵不断，后浪推动着前浪。

北宋范仲淹有云："不为良相，便为良医。"自古行医者多擅翰墨，欧阳修、苏轼、沈括、陆游等儒家雅士中，兼修医药者比比皆是。文人借医喻理，借药明志，留下了众多传世佳作。中医药的知识也得以借助诗词曲赋、歌诀成语、对联匾额等文学形式在民间广泛流传。《三国演义》《水浒传》《金瓶梅》《红楼梦》等文学作品中的神医疗伤、仙草治病的传说，其中隐藏的药方玄机，不少在临床应用上得到应验。

中医药古籍是我们得天独厚的优势。多少中外学者为之痴迷，民间收藏不断浮现。本草典籍是珍贵的文物，不仅可放在博物馆供观赏把玩，而更重要的是，她是实用的宝典，是可供深度发掘的宝矿。

五、融汇民俗

医药民俗，古今贯穿；衣食住行，薪火相传。

民俗是一种世代相传、相沿成习的文化生活现象与习惯。

中医药与中国的民俗有着千丝万缕的联系，二者水乳交融。中医药关于未病先防、既病防变的理念已经融入到中华民族日常生活的方方面面。《本草纲目》中保存记录了大量古代民风民俗内容。

食疗，是药物与食物完美的艺术结合。自古就有"药食同源"之说，食养谈的是不得病的学问。北方人习惯喝粥，南方人喜欢煲汤。粥之敦厚，汤之灵动，相得益彰。煲汤重在温补，凉茶重在清泻。这一补一泻体现了中医的调节体内阴阳平衡的基本大法，而扶正、祛邪的基本治则也尽在其中。一杯茶、一碗粥、一锅汤，在享受美味佳肴之时，又能达到治病的目的，是人们所期望的。

艾叶，作为医草，无论是用于医疗救治，还是用于民俗中的食、浴等，千百年来，始终与人类相生相伴。香囊、药枕、刮痧、拔罐，点点滴滴无不闪烁着中国人养生的大智慧。由长沙马王堆汉墓的导引图，到华佗的"五禽戏"，再至明末出现的"八段锦""太极拳"，一招一式演化成中华民族日常的健身活动。

古往今来，沧海桑田，天涯海角，橘井杏林，从世俗生活到精神信仰，中医药文化的健康习俗护佑着华夏民族亿万海内外子孙。

六、大医精诚

古老文明，国粹蕴含；名医辈出，著述不断。

先圣先贤对环境的认识，对人体自身生命的解读，对发病与治病机理的阐述等，在临床实践中得到了很好的验证与发展。中医在内、外、妇、儿、五官、皮肤各科不断有新的建树。针法、灸法、骨伤、推拿、气功疗效卓越。中医学在养生康复领域更是博采众家，体现在情志养生、运动养生、饮食养生、环境养生、房事养生、药物养生等方方面面。

古往今来，历代名医如群星灿烂，他们用一包包草药、一根根银针治病救人，无数起死回生的动人故事仍在民间广为流传。从古时的张仲景、华佗，到当今的国医大师，还有更多第一线的基层医药工作者。《本草纲目》记载方剂1万余首，君臣佐使，充满奥妙。方剂配伍的精妙之处就在于诸药协同互补，相辅相成，因人因地因时制宜，变化无穷。看似平常的草根树皮在神医的手中，功效被发挥得淋漓尽致，久病沉疴得以化解。

《本草纲目》等古典医著阐述的医理药论在当今医疗保健事业中不断发扬光大，当代中医药工作者不断谱写出新的本草华章。

七、经济基石

伊尹汤液，惠民局方；预防康复，新兴市场。

中药是一种商品，中药业这一特殊的行业，在医人活命的同时，也创造着巨大的经济利益，成为国民经济的重要组成部分。

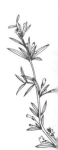

从《黄帝内经》13方中涉及丸、散、膏、丹、药酒等9剂型，到宋代的《太平惠民和剂局方》这一部国家最早颁布的制药规范；《本草纲目》时拓展到中药剂型60余种，再到《中华人民共和国药典》的中成药，制剂类型过百，品种数以千计。纵观一部中药的发展历史，中药的使用不再是一家一户、一村一寨。中医在保持个体化服务的同时，也从传统的手工作坊，向现代化、国际化的大企业跃进。

汲取精华，剔除糟粕，制药技术日新月异，百年老店焕发着青春，国医精品不断创新。随着人类文明的发展，21世纪的医疗模式将从单纯的治疗型向预防与治疗结合型的方向转化。人口的老龄化、疾病谱的变化、现代的生活方式以及人们对使用化学药品的顾虑，引发了回归自然、崇尚天然的潮流。

人们寄希望于传统医药，在未来的人类健康事业中，中医药愈发显现出其巨大的潜力。随着大健康产业时代的到来，中药制造业已成为国民经济的一大支柱。

八、海纳百川

香药陶瓷，茶叶绸缎；罗盘导航，五洲扬帆。

中医药王国历史上，对外交流一直是持续的。丝绸之路，传播出去的是丝绸、瓷器、茶叶和华夏文明，带回来的有香料和异域文化。对香料的探寻也迎来了大航海时代的到来。

乳香、没药、胡椒、马钱子、番红花，自古中药有外来，遂有"舶来品"一说。无论是雄汉、盛唐，还是大明、当代，中药的来源都远远超出了中国的疆域。仅在《本草纲目》中，就收载外来药品约200种。

中国泉州的古沉船、日本奈良的正仓院、荷兰莱顿的自然博物馆、英国的皇家植物园以及伦敦自然博物馆，至今都保留有珍贵的中国古代药物。遗留的文物更加佐证了历史上中药在贸易与文化传播方面所居的重要地位。

回顾历史，一些看似平凡的草草木木，被无数的商贾车载船运，东来西往，使得我们的生活更加丰富多彩。香料、药材、茶叶牵动了经济，改变了环境，融入了文化，促进了交流，也影响着人类的命运。

随着国际交流的日渐加强，世界的中医药文化之旅步入了新的航程。

九、道传八方

中华医药，世界遗产；与时俱进，止于至善。

人们常说，哪里有华人，哪里就会有中医药。历史上，华人海外开拓创业，将中医药带出了国门。中医药文化的影响，奠定了日、韩、越传统医学的基础。中医药不但传播至东南亚地区，用药习惯与防病的理念也逐渐影响着欧美大陆。一些华人未涉足的地方，也有中医药的传播。

中国的针灸和中医药，正在全方位地走向世界，逐渐进入西方主流社会。来华留学生中，学习自然科学人数最多者，首推中医药专业。中医药的专家，走出国门办诊所、开医院、设立教育机构，合作学术研究。在亚洲、欧美、澳洲以及非洲等各国本地的中医药人才队伍也在快速增长，中医药的影响遍及五大洲。

2015年中国第一个自然科学领域的诺贝尔奖——屠呦呦研究发现抗疟新药青蒿素从此诞生。中医药瑰宝被逐步发掘，这既是中华民族的骄傲，也是中医药对世界科学的贡献，对人类发展的贡献。

中医药是世界传统医药的一个重要组成部分。改革开放的中国与中医药，将以更加开阔的视野，更加博大的胸怀，将世界传统医药的宝贵经验与资源相容并蓄。中医药在国际化的进程中，既要保持自己的特色与独立性，同时也应吸收外来营养。中医药的种子已经洒向世界，中医药之花也必将开遍全球。

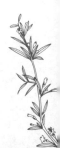

中医药文化树

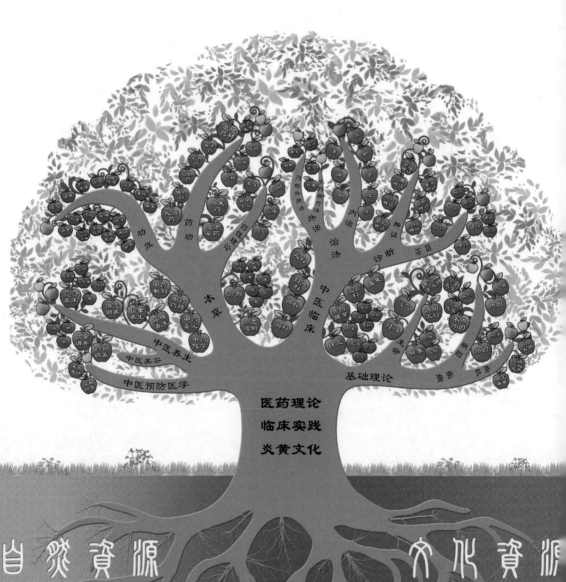

创意:赵中振
绘制:黄丽丽